Urin-Therapie von A bis Z

Coen van der Kroon

Urin-Therapie von A bis Z

Tips und Ratschläge
für die praktische Anwendung

Aus dem Niederländischen
von Volker Moritz

vgs

Die Behandlungsvorschläge in diesem Buch sind von Autor und Verlag nach bestem Wissen und Gewissen erwogen und geprüft. Die Informationen stellen aber keinen Ersatz für medizinische Behandlungen jeglicher Art dar. Autor und Verlag bzw. ihre Beauftragten übernehmen keine Haftung für etwaige Personen-, Sach- und Vermögensschäden, die sich aus dem Gebrauch oder Mißbrauch der in diesem Buch dargestellten Behandlungsmethoden und Anleitungen ergeben.

Bibliografische Information Der Deutschen Bibliothek
Die Deutsche Bibliothek verzeichnet diese Publikation in der Deutschen Nationalbibliografie; detaillierte bibliografische Daten sind im Internet über http://dnb.ddb.de abrufbar.

Umschlaggestaltung: Christa Marek, Köln
Umschlagfoto: Getty Images
Redaktion: Martina Weihe-Reckewitz
Lektorat: Alexandra Panz
Produktion: Sandra Pennewitz
Satz: TypoForum GmbH, Seelbach
Druck: Westermann Druck, Zwickau
Printed in Germany
ISBN 3-8025-1620-6

www.vgs.de

Inhalt

Vorbemerkung

Dieses Buch und die darin beschriebene Therapie stellen keinen Ersatz für medizinische Behandlungen jeglicher Art dar.

Die Informationen dieses Buches basieren auf eigenen Erfahrungen des Autors, den Berichten verschiedener Menschen und auf Veröffentlichungen.

Wir empfehlen, die Urin-Behandlung einer bestimmten Krankheit erst dann zu beginnen, wenn man sich ausreichend darüber informiert bzw. fachkundige Unterstützung hat.

Jeder, der diese Therapie anwendet, sollte vorsichtig damit umgehen und sich über den Prozeß der natürlichen Heilung im klaren sein.

Natürliche Heilmittel wirken immer von innen nach außen, d. h. einst unterdrückte Symptome, zum Beispiel durch chemische Medikamente, können zeitweise wieder auftreten. Heilung von innen nach außen entgiftet den Körper. Das kann kurzfristig zu heftigen, manchmal auch unangenehmen Reaktionen führen.

Urin-Therapie und der gleichzeitige Gebrauch von allopathischen (schulmedizinischen) Medikamenten oder Drogen ist mit Vorsicht zu betrachten. Beraten Sie sich dazu mit einem fachkundigen Therapeuten oder Arzt.

Die in diesem Buch beschriebene Therapie ist für Menschen gedacht, die bereit sind, vollständig die Verantwortung für ihre Gesundheit und den eigenen Heilungsprozeß zu übernehmen und den Kräften des Körpers sowie dem inneren Arzt zu vertrauen.

Suche nicht in der Ferne,
Wende Dich Deinem Inneren zu,
Denn im Inneren des Menschen
wohnt die Wahrheit.

(Augustinus, Die Stadt Gottes)

Vorwort

Liebe Leserinnen und Leser,

Sie halten ein neues Buch über die Urin-Therapie in Ihren Händen, eine Art Lexikon, in dem von A bis Z viele Aspekte dieser wirksamen Heilmethode besprochen werden. Damit ist dieses Buch eine speziell auf die Anwendung gerichtete, sehr praktische Ergänzung zu meinem ersten Buch *Die goldene Fontäne*. Dieser Titel ist ein Standardwerk, in dem Sie neben praktischen Tips auch alles über die weltweite Geschichte der Urin-Therapie, ihre Entwicklung und wissenschaftlichen Hintergründe nachlesen können. In dem vorliegenden zweiten Buch werden Sie, auch wenn Sie die Urin-Therapie schon kennen, neben einigen bekannten Gegebenheiten sehr viele neue Informationen, vor allem im Bereich der praktischen Anwendung, und ergänzende Methoden finden.

Ist dieses Buch Ihr erster Kontakt mit der Urin-Therapie, müssen Sie sich vielleicht noch an die Vorstellung gewöhnen, daß man mit Urin durch innerliche und äußerliche Behandlung Krankheiten und Verletzungen heilen kann. In diesem Fall ist es ratsam, sich Schritt für Schritt mit dieser Therapie anzufreunden. Beginnen Sie zum Beispiel mit der äußerlichen Behandlung bei Schürf- und Schnittwunden, Insektenstichen, gegen Akne oder zur allgemeinen Hautpflege. Die Erfahrung, daß Urin dabei hilft, wird Ihnen den Übergang zur innerlichen Anwendung erleichtern. Viel mehr Tips für den Beginn der Urin-Therapie und eine genaue Anleitung für den »Ersten Schluck« finden Sie in *Die goldene Fontäne*.

Die Urin-Therapie hat sich in den letzten Jahren schnell verbreitet und weiterentwickelt. Zwar sind die grundlegenden Behandlungsformen schon Tausende von Jahren alt – und noch immer wirkungsvoll –, doch ist die Vielfalt der Anwendungen gewachsen. Viele Briefe, die ich erhalten habe, und viele Menschen, mit denen ich auf der ganzen Welt über die Urin-Therapie gesprochen habe, lehrten mich, daß dieses Heilmittel auf verschiedenste Weise und bei allerlei Krankheiten und Beschwerden mit Erfolg eingesetzt werden kann. Hiermit möchte ich mich noch einmal ganz herzlich bei Ihnen allen bedanken – für Ihre Briefe und Gespräche, in denen Sie mir Ihre Erfahrungen, Tips und Fragen zur Urin-Therapie darlegten. Dieser Informationsschatz hat mit zum Entstehen des vorliegenden Nachschlagewerkes beigetragen.

Sie werden beim Lesen sicherlich immer wieder darüber erstaunt sein, in welcher unmittelbaren Nähe Sie die Hilfsmittel für unsere Heilung finden können: Kräuter aus Ihrem eigenen Garten oder vom Feld und natürlich der Urin aus Ihrer eigenen Quelle. Ich selbst habe eine Vorliebe für Methoden und Dinge, die einfach und praktisch sind, so wie es zum Lauf der Natur paßt. Beim Schreiben habe ich mich von dieser Vorliebe leiten lassen und hoffe, Ihnen dadurch Gesundheit und Heilung in Ihre Hände zu übergeben.

Die Urin-Therapie hat eine reiche Geschichte, und voraussichtlich erwartet sie eine »goldene« Zukunft innerhalb der ganzheitlichen Heilkunde von heute und morgen. Jeder, der die Urin-Therapie anwendet, wirkt an dieser besseren Zukunft mit.

Ich wünsche Ihnen viel Freude beim Lesen, viel Inspiration für die Anwendung und gute Gesundheit!

Coen van der Kroon

Einleitung

Das Buch ist in zwei große Abschnitte gegliedert. Im ersten Teil werden die vielseitigen Anwendungsmöglichkeiten der Urin-Therapie sowie die allgemeinen Heilungsprinzipien, die dabei eine Rolle spielen, beschrieben. Es handelt sich also um einen kurzen, praktischen Allround-Leitfaden über Krankheit und Gesundheit und wie Sie selbst die Verantwortung dafür übernehmen können. Natürlich ist es völlig in Ordung, einen Arzt oder Therapeuten aufzusuchen, doch gibt es viele Dinge, die wir in unserem täglichen Leben selbst tun können, um unsere Gesundheit zu stärken oder zu verbessern.

Der zweite Teil dieses Buches ist ein Kompendium: Von A bis Z werden etwa 140 Beschwerden, Krankheiten und Themen sowie die entsprechende Behandlung durch die Urin-Therapie beschrieben.

Dabei wird auch beachtet, daß neben dem Körper auch Gefühle, Gedanken und die Seele für die Gesundheit und zur Heilung eine wichtige Rolle spielen. Die Urin-Therapie hat auf alle vier Bereiche einen großen Einfluß. In diesem Buch wird nur im Ansatz auf diese Aspekte eingegangen – mit der Absicht, Sie zu inspirieren und zum Weiterforschen anzuregen.

Abschließend noch eine allgemeine Bemerkung über die Urin-Therapie als Heilmethode: Sie ist genauso persönlich und vielseitig wie der Anwender selbst und individuell sowohl innerlich als auch äußerlich als Teil der persönlichen Hausapotheke anwendbar. Sie ist eine ausgezeichnete Ergänzung zu jeder naturheilkundigen Behandlung und damit auch von großer Bedeutung für jeden Arzt und Therapeuten, der mit Naturheilverfahren arbeitet bzw. dafür offen ist.

Urin-Therapie – einer alten Methode wird neues Leben eingehaucht

Der Gebrauch von Urin als Heilmittel war früher in beinah allen Kulturen und Traditionen bekannt und verbreitet. Erst in den letzten Jahrhunderten verschwand die Urin-Therapie in der Dunkelheit der Geschichte. Urin wurde zwar noch immer von vielen Menschen angewendet, aber man sprach nicht mehr in der Öffentlichkeit darüber. In den letzten Jahren veränderte sich dies deutlich. Das Interesse für die Urin-Therapie erblühte weltweit erneut. Man spricht nicht ohne Grund von der Wiedergeburt dieser alten Naturheilmethode: Immer wieder erweist sich Urin als ein hervorragendes, wirksames Mittel bei den verschiedensten Beschwerden, von Frostbeulen über Ekzeme und Asthma bis hin zu Krebs.

Ein weiterer Punkt, der dabei ins Auge fällt, ist die Vielseitigkeit der Anwendungsmethoden. Es gibt Menschen, die ausschließlich Urin pur für den innerlichen und äußerlichen Gebrauch verwenden. Dabei besitzt die innerliche Behandlung eine große Bandbreite: Sie variiert von einem Glas Morgenurin oder einer Darmspülung mit Urin über einige Tropfen unter die Zunge nehmen oder Fasten mit Urin und Wasser, die homöopathische Urin-Potenzierung bis hin zur Injektion von gefiltertem Urin. Der äußerliche Gebrauch kann ebenfalls sehr verschieden sein, von Ganzkörpermassagen mit frischem oder altem Urin, Packungen mit einem Heilerde-Urin-Gemisch über Kopfhaut- und Haarbehandlungen bis hin zur Behandlung von Schürf-, Brand- oder Schnittwunden.

Die äußerliche Anwendung von Urin bei Wunden ist

etwas, was jeder leicht selbst ausprobieren kann, auch wenn er den Urin noch nicht trinken kann oder will. Es gibt übrigens seit längerer Zeit eine wachsende Anzahl von Ärzten und Therapeuten, die sich auf die Behandlungen mit Urin pur, Urin-Injektionen oder homöopathischen Potenzierungen des Urins spezialisiert haben. In allen Bereichen sind deren Berichte positiv und vielversprechend. Die Resultate sind erstaunlich gut, und es werden stets mehr Erfahrungen aus der Praxis – auch von Schulmedizinern – veröffentlicht.

Die Überwindung eines Tabus

Obwohl das Interesse an der Urin-Therapie und dadurch die phantastischen Heilerfolge zunehmen, gibt es auch immer einen Widerstand gegen diese Therapie. Urin, und damit auch die Urin-Therapie, sind mit Attributen belastet, die zum Tabubereich gehören. Wir haben beinahe alle gelernt, daß Urin ekelig und ein Abfallstoff ist, ja daß er sogar giftig sein soll. Obwohl alle diese Aussagen über Urin nicht richtig sind, können wir doch Dinge, die wir jahrelang gelernt haben, nicht einfach so über Bord werfen.

Es ist gerade diese – oft psychische – Grenze, die der Urin-Therapie noch eine besondere Dimension verleiht. Sie fordert den Anwender heraus, sich mit sich selbst zu konfrontieren. Eine derartige Konfrontation mit sich selbst scheint einen wichtigen Beitrag zur Heilung zu leisten. Sehr viele Menschen berichten, daß sie durch die Einnahme von Urin die Erfahrung gemacht haben, sich selbst und ihren Körper mehr zu lieben und zu respektieren. Sie haben das Gefühl, einen Teil von sich selber »einzunehmen« und sich dadurch tatsächlich mehr »anzunehmen«. Und das ist im Heilungsprozeß ein essentieller Schritt.

Aus wissenschaftlichen Quellen

Der Urin-Therapie wird in der Wissenschaft nur selten ausreichend Beachtung geschenkt. Im Gegenteil, man tut so, als spiele sich die Forschung in diesem Bereich nur in sogenannten »alternativen Kreisen« ab. Doch viele Berichte über die positive Wirkung beruhen auch auf wissenschaftlichen Untersuchungen. Es gibt im Moment mehrere Initiativen, die solche Untersuchungen durchführen. Weiterhin ist im medizinischen Bereich inzwischen sehr viel über die Wirkung und die besonderen Inhaltsstoffe des Urins bekannt. In diesem Buch will ich nur einen kurzen Überblick anhand von Zitaten über die wissenschaftlichen Untersuchungen geben. Für ausführliche und vollständige Informationen verweise ich auf das Literaturverzeichnis ab *Seite 121.* Aus diesem Verzeichnis wird deutlich, daß im Laufe dieses Jahrhunderts, und vor allem auch in der letzten Zeit, viele Bücher über die Urin-Therapie – auch von Schulmedizinern – geschrieben wurden.

Hier folgen einige Zitate von Ärzten über die Urin-Therapie:

Dr. Kurt Herz (Deutschland, 1964) über die Urin-Therapie allgemein:

»Die Urin-Therapie wird seit mehr als 2000 Jahren angewendet. Es ist also logisch, daß Wissenschaftler und Ärzte über die Jahrhunderte hinweg versuchen, ihr Geheimnis zu ergründen. Nach der Behandlung von einigen hundert Patienten mit Urin veröffentlichte ich 1931 meine erste Publikation über die Urin-Therapie. Seitdem haben Krankenhäuser und Ärzte aus allen möglichen Richtungen diese Therapie eingesetzt, und die Liste mit den Indikationen für die Anwendung ist stets länger geworden.«

Dr. Johann Abele (Deutschland, 1991) über die Urin-Therapie allgemein:

»Die Behandlung mit Eigenharn ist vorderhand eine rein empirische Methode, bringt aber Erfolge, an denen man nicht achtlos vorübergehen kann. Es ist aufgrund ihrer Wirkungsweise bei bestimmten Krankheitsgruppen denkbar, daß diese sich im Bereich des Immunsystems abspielt, d. h. daß die Urin-Therapie zu einer Selbstregulierung verlorengegangener Abwehrfähigkeiten führt.«

Dr. Eberhard Teske (Deutschland, 1995) über die Urin-Therapie allgemein:

»Das Prinzip der Urin-Therapie ähnelt einer Impfung. Dabei werden unschädlich gemachte Krankheitserreger injiziert, um das Immunsystem zu aktivieren und zu trainieren. Der Unterschied bei der Urin-Therapie ist, daß dafür keine chemische Manipulation eingesetzt wird. Der Urin wird als reines Naturprodukt verwendet.«

Dr. C.T. Schaller (Frankreich, 1996) über die Urin-Therapie allgemein:

»Psycho-Neuro-Immunologie zeigt nicht nur, daß der Körper die beste Apotheke und der beste Doktor der Welt ist, sondern gibt der Urin-Therapie auch eine wichtige wissenschaftliche Grundlage. Sie hilft uns zu verstehen, daß unsere Gedanken und Gefühle, wenn sie durch unser spirituelles Selbst genährt werden, wirklich im Blut und im Urin lebende Substanzen entwickeln, die Gesundheit und Vitalität hervorbringen.«

Prof. Dr. Ryoichi Nakao (Japan, 1996), der Vorsitzende der »Japanese Medical Association«, über die Urin-Therapie allgemein:

»Wir waren erstaunt über die unglaubliche Vielfältigkeit der Krankheiten, bei denen Menschen dank der Urin-Therapie gesund wurden, und auch über die Schnelligkeit des Heilungsprozesses. Nach einer amerikanischen Studie kann die Urin-Therapie bei einer einfachen Erkältung bis hin zu terminalem Krebs eingesetzt werden. Das läßt vermuten, daß Urin nicht nur eine Medizin ist, sondern auch das natürliche Heilungsvermögen des Körpers beeinflußt.«

Des weiteren gibt es natürlich noch die Vielzahl Berichte der Menschen, die die Urin-Therapie erfolgreich angewendet haben und damit einen Beweis für die Wirksamkeit der Therapie liefern. Da die Urin-Therapie zu Beginn Menschen abstößt oder zumindest die Stirn runzeln läßt, sind gerade diese »lebenden« Beispiele ausschlaggebend für die Verbreitung dieser Heilmethode.

Denn die Zeiten ändern sich: Vor 15 Jahren lachte man über die Idee, Kranke mit Hilfe von Nadeln zu heilen. Heute wird die Akupunktur aber allgemein anerkannt und sogar in einigen Krankenhäusern angewendet. Die Urin-Therapie durchläuft eine ähnliche Entwicklung. Vor einigen Jahren sprach niemand in der Öffentlichkeit darüber, und heute wächst das Interesse auch bei Ärzten, wie die Erste Weltkonferenz über Urin-Therapie im Frühjahr 1996 in Indien zeigte.

Berichte über die erfolgreiche Anwendung der Urin-Therapie hört man heutzutage überall auf der Erde: In Japan verwenden hunderttausend Menschen täglich ihren Urin, und es gibt überall spezielle Produkte auf dem Markt, die man mit dem Urin mischen kann (Propolis, Vitamine etc.); in Indien hat die Urin-Therapie eine reiche Geschichte; in Südamerika verbreitet sie sich in großem Umfang als effektive und vor allem billige Heil- und Vorsorgemethode bei der oft armen Bevölkerung auf dem Lande, und in den reicheren westlichen Ländern sind es vor allem die von Wohlstands- und Immunkrankheiten getroffenen Menschen, die für »neue« oder alte Heilverfahren offen sind. Besonders in Deutschland gibt es inzwischen einige Millionen Bürger (nach Aussagen eines bekannten Arztes fünf Millionen!), die auf die eine oder andere Art die Urin-Therapie regelmäßig anwenden oder zumindest ausprobiert haben.

Urin – steril und voll nützlicher Substanzen

Doch was enthält der Urin nun eigentlich, daß er erfolgreich Krankheiten heilen kann? Im Urin befinden sich viele Substanzen, die jede für sich wissenschaftlich ihre heilende Wirkung bewiesen haben. Ein Beispiel dafür ist das in letzter Zeit populär gewordene Hormon Melatonin, das sich in kleinen Mengen im Morgenurin befindet. Es gibt noch weitere Substanzen, die teilweise auch verarbeitet oder synthetisch hergestellt gegen Krankheiten eingesetzt werden: Antineoplaston (Teil eines Peptides, selektiert Krebszellen und schränkt Weiterbildung ein) gegen Krebs, Urokinase bei Blutgefäßverengung, DHEA zur Stärkung des Abwehrsystems, um nur einige zu nennen. Daraus ergibt sich dann die folgende logische Frage: Wirken alle diese Substanzen auch in der kombinierten Form im Urin? Wenn man die vielen positiven Resultate der Urinbehandlungen und die früheren und aktuellen wissenschaftlichen Untersuchungen betrachtet, scheint das sehr wahrscheinlich. Doch natürlich sind weitere Untersuchungen notwendig.

Auf jeden Fall ist es wichtig zu wissen, daß Urin als Gesamtprodukt eine saubere und in den meisten Fällen sterile Flüssigkeit ist. So wurde er zum Beispiel im 2. Weltkrieg in Feldlazaretts zum Desinfizieren von Wunden und Operationsinstrumenten eingesetzt.

Einfluß auf die Selbstheilungskräfte

Auf die Frage, warum die Urin-Therapie bei so vielen, verschiedenen Krankheiten helfen kann, gibt es noch keine klare Antwort. Wir betreten mit dieser Frage das Gebiet der bisher noch kaum erforschten Heilkraft, die in jedem Organsismus wohnt. Schließlich sind es nie ausschließlich die externen Faktoren, die einen Menschen heilen können. Kein Arzt, keine Medizin, keine heilkräftige Pflanze und auch nicht der Urin allein lassen uns gesund werden. Letztendlich ist es die eigene innere Fähigkeit zur Heilung, mit der die Natur jedes lebendige Wesen ausgestattet hat, die dafür verantwortlich ist. Arzt oder Medikamente bilden dabei »nur« Hilfsmittel. Auch der Urin scheint – neben seinen wirksamen Substanzen – die natürlichen Selbstheilungskräfte des Organismus anzuregen. In Japan wird im Moment in einem wissenschaftlichen Institut (MCL) danach geforscht, welchen Effekt die Urin-Therapie auf die Selbstheilungskräfte hat und ob der Körper als Reaktion auf Urin neue »bio-aktive« (lebensfördernde) Substanzen produziert. Zwar scheint dieser Heilungsmechanismus stattzufinden, aber die Art und Weise bleibt bisher eine noch unbeantwortete Frage.

Dieses Buch soll Ihnen ein wenig mehr Klarheit darüber verschaffen, was sich im Körper bei einer Heilung abspielt. Da man immer mehr davon ausgeht, daß bei Krankheit und Gesundheit nicht nur der Körper, sondern auch die Gefühle, Gedanken und die Seele eine wichtige Rolle spielen, wird auch diesen Aspekten die nötige Beachtung geschenkt.

Das Interessante bei der Urin-Therapie ist, daß wir diese anderen Aspekte bei der Anwendung nicht vermeiden können. Die Konfrontation mit eigenen Körperflüssigkeiten wirft allerlei Gefühle auf. Wir brauchen dabei nur an Blut und Sperma zu denken, die lebensbedrohende Krankheiten übertragen können. Oder aber an unsere eigene Spucke, vor der wir uns ekeln, sobald wir sie ausgespuckt haben. Hier dreht es sich wieder um unsere Gefühle, Gedanken und Meinungen.

Urin-Therapie und die »Angenehme Medizin«

Urin-Therapie kann ihre Wirkung am effektivsten im Rahmen einer gesunden Lebensweise oder naturheilkundlichen Behandlung entfalten. Das bedeutet zum Beispiel gute und gesunde Ernährung, die Anwendung natürlicher Heilmittel usw. Das heißt aber auch, daß es in der Behandlung einen Platz für die emotionale, mentale und spirituelle Dimension von Gesundheit und Krankheit gibt, ebenso wie die sozialen und umweltbezogenen Aspekte, die gerade heutzutage eine äußerst wichtige Rolle spielen. Ein besonderes Beispiel der angewandten Urin-Therapie innerhalb eines ganzheitlichen und kompletten Gesundheitssystems möchte ich Ihnen hier gerne vorstellen:

Am 5. und 6. Oktober 1996 fand in Managua die »Erste Konferenz über Urin-Therapie in Zentralamerika und dem Karibischen Gebiet« statt. Auf der Konferenz trafen sich ca. 250 Menschen mit höchst unterschiedlichem Hintergrund aus neun verschiedenen Ländern: Schulmediziner, »Curanderos« (Schamanenähnliche Heiler), Naturheilkundler und Laien mit ihren Erfahrungsberichten, marxistisch orientierte Sozialarbeiter, »Campesinos« (Bauern) und auch Nonnen und Priester. Einige der anwesenden Priester waren dafür bekannt, daß sie in ihrer Kirche auch während des Gottesdienstes die Urin-Therapie verkündeten und empfahlen. Die Konferenz wurde von REANIMA organisiert, dem nicaraguanischen Netzwerk zur Verbreitung von »Medicina agradable«, einem aus Japan stammenden Gesundheitssystem. »Medicina agradable« (im japanischen KAI-IGAKU) läßt sich am besten mit »Angenehmer Medizin« übersetzen. Es ist ein sehr einfaches und praktisches System, basierend auf einigen universellen Prinzipien von Gesundheit und Krankheit, welches vor ca. zehn Jahren in Nicaragua eingeführt wurde und sich seitdem wie ein Lauffeuer in ganz Mittel- und Südamerika verbreitete (zu diesem Thema schreibe ich gerade ein ausführliches Buch). Als vor ca. fünf Jahren die Urin-Therapie ein fester Bestandteil der »Angenehmen Medizin« wurde, stieg ihre Wirksamkeit um ein Vielfaches und gewann dadurch an Beliebtheit und Bekanntheit. Das Gesundheitssystem besteht aus folgenden Aspekten:

Die Diagnose wird mit Hilfe des Life-Energy-Tests durchgeführt, einer kinesiologischen Testmethode, die das Wissen des Körpers nutzt, um mit Hilfe der Muskelspannung herauszufinden, welche Organe stark oder schwach sind, welche Bakterien, Parasiten, Viren etc. sich im Körper eingenistet haben und ob und wo es Tumore oder andere krankhafte Anlagerungen gibt. Danach testet man mit der gleichen Methode, welche Kräutertees hilfreich für den Organismus sind. Dabei werden die typischen Kräuter und Pflanzen der entsprechenden Region, aus dem Garten oder Wald, verwendet. Weiterhin wird herausgefunden, ob eine Urin-Therapie empfehlenswert ist. Dabei fällt auf, daß das fast immer der Fall ist, entweder in der puren Form oder, gerade bei sensiblen Menschen, als homöopathische Potenzierung. Es gibt nur sehr vereinzelte Ausnahmen, bei denen sich die Urin-Therapie nicht empfiehlt, und zwar meistens bei Personen mit ernsthafter Acidose.

Die behandelte Person geht mit folgenden Anweisungen nach Hause:

- 2–3 Liter des ausgetesteten Kräutertees pro Tag trinken.
- Veränderung der Ernährung: kein Fleisch, kein

Zucker, keine raffinierten Produkte, statt dessen viel frisches Obst und Gemüse.

- Urin trinken, je nach Beschwerden von einem Glas bis zu mehreren Litern, oder Urin-Fasten.
- Mehr Bewegung und Körperübungen, zum Beispiel »Sotai-Ho«, spezielle Bewegungen in die »meist angenehme Richtung«.
- Wärmebehandlungen der schwachen Organe mit Hilfe von Wärmflasche, Massagen und Kompressen (eventuell mit Heilerde und/oder Urin), Sitz- und Fußbäder.

Wenn sich die Person an diesen Behandlungsplan hält, kann man innerhalb kurzer Zeit, etwa nach ein bis drei Wochen, schon erhebliche Verbesserungen beobachten. Oft sind diese nicht allein körperlich, sondern die Personen berichten, daß sie sich geistig mehr im Gleichgewicht fühlen: »Vor allem die Urin-Therapie macht fröhlicher und spiritueller.«

Dr. Atom Inoue, ein in China geborener Japaner, therapiert in seinem »Centro de Acupunctura et Medicina Natural« (Zentrum für Akupunktur und Naturheilkunde) in Léon in Nicaragua täglich ungefähr 20 Patienten und veranstaltet Seminare über die »Angenehme Medizin«. Ich habe drei Wochen in seiner Klinik mitgearbeitet und konnte mich mit eigenen Augen davon überzeugen, wie effektiv diese Methode ist. Jährlich werden dort einige tausend Menschen behandelt, die meisten mit ernsthaften Krankheiten wie Tuberkulose, Diabetes und Krebs. Der größte Teil dieser Menschen ist nach ein bis sechs Monaten nachweislich wieder völlig gesund! Die Voraussetzung dafür ist die konsequente Anwendung des oben genannten Behandlungsplanes und eine gesunde Lebensweise, auch nach Besserung des Gesundheitszustandes.

Wichtiges rund um die Urin-Therapie

Hier folgen nun die Anleitungen zur Anwendung der verschiedenen innerlichen und äußerlichen Behandlungsmöglichkeiten. Es gibt aber generell keine festen Rezepte oder Gebrauchsanleitungen, da jeder Mensch und jede Krankheit individuell verschieden sind. Es handelt sich um allgemeine Richtlinien, und es ist wichtig zu prüfen, ob die hier beschriebenen Hinweise auch für Sie passend sind. Die Urin-Therapie ist so persönlich wie Sie selbst. Fühlen Sie sich darum nicht gehindert, Ihrem eigenen Gefühl zu folgen und auf Ihre Intuition zu hören, was die persönlichen Anwendungsmöglichkeiten betrifft!

Neben den innerlichen und äußerlichen Behandlungsmöglichkeiten wird auch die intensive Urinbehandlung beschrieben. Diese ist eine Kombination aus den verschiedenen Elementen der Urin-Therapie, zum Beispiel Trinken, Massagen, Darmspülungen, abgestimmt auf das Krankheitsbild und ergänzt mit unterstützenden Faktoren wie Diätvorschriften, Kräutertees, Dauer der Behandlung. Die intensive Urinbehandlung ist die wirkungsvollste Form der Urin-Therapie und kann jederzeit, bei jeder Krankheit angewendet werden, oder gerade dort, wo die weniger intensive Form keine Wirkung zeigt. Gleichzeitig ist sie eine ausgezeichnete Methode, Ihren Körper und Geist einmal gründlich zu reinigen. Im Kompendium wird nur auf die intensive Behandlung hingewiesen, wenn es sich um chronische oder ernsthafte Beschwerden handelt. Sie können sie aber prinzipiell jederzeit durchführen.

Urin-Therapie und Ernährung

Ihr Urin ist ein direktes Spiegelbild von allem, was Sie essen. Da es sich bei der Urin-Therapie um ein Kreislaufsystem handelt, erzielen Sie mit einer gesunden und qualitativ hochwertigen Nahrung bessere und schnellere Resultate als beim Recycling von chemischen Zusatzstoffen, Konservierungsmitteln, raffinierten Produkten (Weißmehl, Zucker etc.), Alkohol, Koffein, Nikotin, chemischen Medikamenten oder Drogen. Achten Sie auf Ihre Ernährung, je nachdem, auf welche Art und wie häufig Sie die Urin-Therapie anwenden und je nach Ihrer persönlichen Gesundheitssituation!

Trinken Sie regelmäßig ein Glas Urin, nicht nur morgens, sondern auch über den Tag verteilt. Versuchen Sie herauszufinden, welche Nahrungsmittel Sie am Geschmack in Ihrem Urin erkennen können. Sie können dabei auch feststellen, wie unterschiedlich die Konsistenz des Urins ist. Urin ist ein hervorragender Spiegel Ihrer Eßgewohnheiten, da er direkt aus dem Blut gebildet wird (Nährstoffe werden während oder nach der Verdauung an das Blut abgegeben). Sie können also den Urin als direkten Lehrmeister für Ihre Eßgewohnheiten sehen.

Durch Verarbeitung der Produkte, Raffination, zu lange Lagerung sowie immer mehr Bestrahlung und gentechnische Manipulationen wird die Nahrung denaturalisiert und devitalisiert. Mit anderen Worten: Die Lebenskraft verschwindet. Allerdings ist diese Lebenskraft genau das, was auf lange Sicht essentiell für unsere eigene Vitalität und Gesundheit ist.

Gehen Sie zu einer möglichst ausgewogenen Diät über, die zu Ihrem Lebensstil und Ihrer Konstitution paßt. Für eine gesunde Person gilt, daß sie alles essen kann, aber in Maßen. Für eine kranke Person ist es besser, sich für eine bestimmte Periode strikt an eine Diät zu halten. Nehmen Sie sich die Zeit, eine gesunde Ernährungsweise zu entwickeln. Sie bildet die Grundlage für Ihre Gesundheit.

Allgemeine Ernährungshinweise

- Vermeiden Sie Zucker, Fleisch, Fett – nur geklärte Butter (Ghee) und kaltgepreßte, hochwertige Öle sind empfehlenswert –, Milchprodukte, chemische Zusätze, raffinierte Produkte wie Weißmehl, Salz, Kaffee, schwarzer Tee, Alkohol oder Nikotin.
- Essen Sie viel frisches Obst und Gemüse (leicht gedünstet oder roh) sowie Getreide in Maßen.
- Essen Sie wenig bzw. in Maßen, langsam und bewußt. Kauen Sie gründlich.
- Trinken Sie viel Wasser und Kräutertee (zwei bis drei Liter pro Tag).

Je gesünder Sie sind, desto flexibler können Sie diese Hinweise handhaben. Wenn Sie allerdings krank sind und sich in einem Heilungsprozeß befinden, sollten Sie sich strikt an die Vorschriften halten.

Finden Sie heraus, welche Ernährung Ihnen am besten bekommt. Was für den einen gut ist, braucht für den anderen noch lange nicht empfehlenswert zu sein.

(Siehe auch Kochbücher im Literaturverzeichnis.)

Übersicht über saure und alkalische Nahrungsmittel

Dies ist eine sehr allgemeine Übersicht. Detailliertere Informationen finden Sie in entsprechenden Büchern oder bei fachkundigen Ernährungsberatern. Die folgende Aufstellung soll nur eine gewisse Orientierungshilfe geben. Es wäre nicht ratsam, Ihre Ernährung von solch einer Tabelle abhängig zu machen. Was Sie mit Freude und Liebe essen, verwertet Ihr Körper am besten.

Nahrungsmittel mit alkalischer Wirkung	Nahrungsmittel mit saurer Wirkung	Nahrungsmittel mit neutraler Wirkung
■ Obst und Gemüse (Ist der Darm nicht gesund oder ißt man Obst mit anderen Nahrungsmitteln bzw. nach einer Mahlzeit, wirkt es eher sauer)	■ Fleisch und Fisch ■ Eier und Eiweißprodukte	■ Milchprodukte: Ghee (geklärte Butter), Schlagsahne, frische Milch, saure Milchprodukte wie Kefir
■ Kräuter und Gewürze	■ Milchprodukte: verarbeitete Milch (ultrahocherhitzt) Käse und andere verarbeitete Milchprodukte	■ Süßungsmittel: Honig, Melasse, Urzucker (Jaggery, Sucanat)
	■ Getreide und raffinierte Mehlprodukte	
	■ Hülsenfrüchte	
	■ Nüsse	
	■ Zucker	
	■ Weitere Produkte: Dosengemüse und -obst, Kakao, viele allopathische Medikamente, Eis, Tabak, Frischgetränke wie Cola u.a., schwarzer Tee, Kaffee, Alkohol	

Zusätzliche Hinweise

■ Führen Sie Veränderungen in den Ernährungsgewohnheiten Schritt für Schritt durch.

■ Bei einem konstant niedrigen pH-Wert (zu sauer) Ihres Urins empfiehlt es sich, vollständig auf die Nahrungsmittel mit einer sauren Wirkung zu verzichten.

■ Gekochte Nahrung wirkt im allgemeinen saurer als ungekochte Nahrungsmittel. Aber da Menschen mit chronischen, degenerativen Beschwerden auch häufig Schwierigkeiten mit der Verdauung haben, könnte die rohe Kost eine zu große Belastung sein. Die Därme können in diesem Fall die Fasern nicht ausreichend verarbeiten, was zu Problemen führt. Hier empfiehlt sich also leicht gedünstete Nahrung oder zum Beispiel Suppe anstelle von rohem Gemüsesaft.

■ Wenn Sie in einer sehr geschwächten Verfassung sind (zum Beispiel bei Candida siehe *Seite 55f.* oder CFS siehe *Seite 56f.*), sollten Sie Obst nur in kleinen Mengen essen oder ganz darauf verzichten, bis Sie sich wieder besser fühlen.

Das Säure-Basen-Gleichgewicht

Der pH-Wert zeigt uns, wie es um das Säure-Basen-Verhältnis im Körper steht. Es ist dabei nicht notwendig, immer den genauen pH-Wert des Urins zu kennen, doch gibt er interessante Auskünfte über unsere Ernährungsgewohnheiten, Streß und vieles mehr. In einigen Fällen sollte man den pH-Wert sogar wissen, da bei zuviel Säure (< 5,5) auf lange Sicht chronische Acidose oder durch zuwenig Säure (> 7) chronische Alkalose entstehen kann. Ein gutes Säure-Basen-Gleichgewicht ist wichtig, denn Säuren können sich im Bindegewebe einlagern und den Stoffwechsel stören. Die Folgen sind Krankheiten wie Diabetes, Rheuma, Allergien oder Herz-Kreislauf-Störungen. Wenn Ihr Urin über einen langen Zeitraum extrem sauer ist, zum Beispiel bei einer chronischen Acidose durch Diabetes, kann das Urintrinken eine zu starke Belastung für den Körper sein. In diesem Fall empfiehlt es sich, den Urin nur tropfenweise oder in homöopathischer Potenzierung einzunehmen, bis sich der pH-Wert etwas neutralisiert hat. Das gleiche gilt für Menschen mit schwachen Nieren. Beachten Sie auch die Tips von *Seite 18.*

Der menschliche Körper ist normalerweise leicht sauer eingestellt. Auf diese Weise können sich Bakterien schlechter verbreiten und vermehren, das ist zum Beispiel beim Säureschutzmantel der Haut der Fall. Das Blut benötigt einen konstanten pH-Wert, schon leichte Abweichungen können schlimme Folgen haben. Da der Körper am Tag durch verschiedene Phasen geht und auch die Ernährung mal mehr oder weniger sauer oder basisch ist, regulieren die Nieren den pH-Wert des Blutes. Dies wiederum äußert sich in den Schwankungen des pH-Wertes im Urin. Nahrungsmittel wie Fleisch, Eier, Bohnen, Milch, Kaffee und Alkohol haben einen starken sauren Effekt, während die meisten Obst- und Gemüsesorten alkalisch reagieren (siehe Tabelle *Seite 17*). So variiert der pH-Wert des Urins von früh morgens zwischen pH 5–6 (eher sauer) bis pH 7–8 in anderen Tagesabschnitten.

Sie können den pH-Wert Ihres Urins selbst mit Indikatorpapier (Lackmuspapier, erhältlich in der Apotheke) messen. Verwenden Sie dazu spezielles Indikatorpapier für den Urin mit einer begrenzten Skala von fünf bis acht. Wenn Ihr pH-Wert über einen langen Zeitraum zu hoch oder zu niedrig ist, bedeutet das, daß Ihr Körper nicht im Gleichgewicht ist. Es ist ratsam, in solchen Fällen Ihre Ernährungsgewohnheiten und Lebensweise zu ändern.

Tips für einen ausgeglichenen pH-Wert

- Gönnen Sie sich mehr Entspannung, Ruhe, frische Luft, genügend Körperbewegung, harmonisierende Körperübungen und weniger Streß.
- Nehmen Sie bei zu niedrigem pH-Wert (< 5,5) mehr Lebensmittel mit einer alkalischen Wirkung zu sich, bei zu hohem pH-Wert (> 7) mehr Lebensmittel mit einer sauren Wirkung (siehe Tabelle *Seite 17*).

Urin-Therapie und Kräutertees

In diesem Buch werden unter der Rubrik »Tips« häufig unterstützende Kräuter empfohlen, die, wenn nicht anders beschrieben, als Kräutertee getrunken (innerliche Anwendung) oder in Kompressen oder Bädern als Zusatz (äußerliche Anwendung) verwendet werden. Kräuter bieten eine natürliche und einfache Ergänzung zur Ernährung und fördern Ihre allgemeine Gesundheit. Als Tee getrunken bieten sie eine optimale Verstärkung der Urin-Therapie, da sie als Flüssigkeit direkt die Qualität unseres Urins beeinflussen.

Kräutertees und damit auch der Urin besitzen folgende Eigenschaften:

- eine natürliche medizinische Wirkung
- eine reinigende und durchströmende Wirkung
- enthalten wichtige Minerale und Vitamine und stimulieren den Hormonhaushalt
- sind überall (in der Natur sogar gratis) verfügbar.

Urin-Therapie und Medikamenteneinnahme

Die innerliche Anwendung der Urin-Therapie in Kombination mit der Einnahme von allopathischen (chemischen, synthetischen) Medikamenten, dazu gehören auch die Anti-Baby-Pille und Hormonpräparate gegen Wechseljahrsbeschwerden, ist mit Vorsicht zu betrachten.

Vor allem bei Psychopharmaka, starken Schmerzmitteln und Kortisonpräparaten gilt äußerste Vorsicht in der Kombination mit der Urin-Therapie. Wenn Sie nicht auf Medikamente verzichten können oder wollen, empfiehlt sich eine Urin-Therapie nur in kompetenter Begleitung und mit Beratung eines Arztes oder Therapeuten, der der Urin-Therapie positiv gegenübersteht.

Sie können selbst aber auf jeden Fall mit der homöopathischen Potenzierung des Urins oder mit einigen Tropfen Urin unter der Zunge beginnen und die Menge dann langsam steigern. Auf diese Weise kann die Dosis der Medikamente durch die Wiedereinnahme mit dem Urin nicht gefährlich erhöht werden, Ihr Körper wird nicht überfordert und der Urin beeinflußt die Wirkung der Medikamente nicht.

Wenn es möglich ist, können Sie nach der Rücksprache mit Ihrem Arzt die Dosis der Medikamente langsam reduzieren oder sie ganz absetzen. Gerade bei Hormonpräparaten ist die Dosis möglichst schnell abzubauen.

Mit der äußerlichen Urin-Anwendung können Sie grundsätzlich ohne Bedenken beginnen.

Trotz aller Warnungen und Vorsichtsmaßnahmen haben sich jedoch in der Praxis bei der gleichzeitigen Einnahme von Medikamenten und Urin bisher noch keine Probleme ergeben.

Urin-Therapie und alle Medikamente auf natürlicher Basis, zum Beispiel Kräuter, homöopathische Mittel, Bach-Blüten oder Vitamine, und andere Naturheilverfahren können ohne Probleme gleichzeitig angewendet werden. Oft unterstützen und ergänzen sich beide Behandlungsformen sogar.

Heilreaktionen

Urin ist eine natürliche Heilmethode, mit der der Körper von innen nach außen gereinigt wird. Dabei können alte, unterdrückte Symptome, die im Körper gespeichert waren, plötzlich wieder zum Vorschein kommen. Das ist ein normaler und gesunder Prozeß und kein Grund zur Sorge, auch wenn es sich vielleicht nicht angenehm anfühlt oder sehr heftig äußert. Ein Heilungsprozeß unterscheidet sich von Person zu Person. Der eine bemerkt schon nach einigen Tagen eine deutliche Besserung, der andere wird nur in kleinen, kaum spürbaren Schritten gesund und bei wieder anderen sind alle Beschwerden ganz plötzlich verschwunden, obwohl zu Beginn keine Besserung zu sehen war. Ein jeder ist auch hier unterschiedlich und einzigartig, und es ist wichtig, sich darüber bewußt zu werden.

Bei einigen Menschen entwickelt sich nach einiger Zeit während des Heilungsprozesses eine Phase, in der die Krankheit (scheinbar) wieder schlimmer wird. Diese Erscheinung wird Heilreaktion genannt. Das kann eine Erstverschlimmerung der Symptome zu Beginn der Behandlung sein, oder es kann zu einem plötzlichen Auftreten einer Reihe ganz anderer Symptome kommen: Kopfschmerzen, Durchfall, Hautausschlag, Juckreiz, Fieber, Schwellungen, Gereiztheit, Müdigkeit, geschwollene Lymphdrüsen,Übelkeit etc. Diese Symptome halten normalerweise nur kurz an, können manchmal aber auch länger dauern, je nachdem wovon der Körper sich befreien will. Die Heilreaktion zeigt sich bei der Urin-Therapie, wenn die Wirkung des Urins seinen Höhepunkt erreicht und dadurch schlummernde Krankheiten nach außen gebracht werden. Vor allem bei chronischen Krankheiten gibt es sogenannte »tieferliegende« oder versteckte Beschwerden, die manchmal jahrelang mehr oder weniger unauffällig unseren Gesundheitszustand und unseren Energiepegel beeinflussen. Auf dem Weg nach außen lassen sie sozusagen noch einmal ihr Gesicht sehen, was sich dann in den oben genannten Symptomen äußern kann.

Konkreter gesagt: Durch die innere und äußere Anwendung des Urins wird das Körpergewebe stimuliert und aktiviert. Als Folge davon werden angesammelte Schlackestoffe und giftige Substanzen, wie auch Bakterien und Schleim in der Lunge, im Magen und Hals usw., aus dem Körper geleitet. Dieser Vorgang zeigt sich in den akuten Symptomen, die sich bei einer Heilreaktion äußern können.

Sie können im allgemeinen davon ausgehen, daß diese Anzeichen ein Zeichen der Besserung sind. Ihr Körper funktioniert ausgezeichnet und reinigt sich gründlich.

Einige allgemeine Hinweise

- Bei einer leichten Heilreaktion verschwinden die Symptome nach drei bis sieben Tagen.
- Bei einer starken Heilreaktion können die Symptome ein bis vier Wochen anhalten. Fahren Sie mit der Urinbehandlung fort, gönnen Sie sich viel Ruhe und beachten Sie die Punkte zur Unterstützung Ihres Körpers bei der intensiven Urinbehandlung wie Kompressen oder Wärmebehandlungen.
- Bei einer sehr starken Heilreaktion können Sie die Dosis des Urins reduzieren oder für drei Tage die Urinbehandlung unterbrechen. Halten Sie sich weiterhin an die Ernährungshinweise und gönnen Sie sich viel Ruhe, denn gerade der letzte Punkt ist für einen Heilungsprozeß äußerst wichtig. Wenn Sie die Dosis wieder erhöhen oder nach drei Tagen den Urin wieder verwenden und die Symptome treten erneut heftig auf, nehmen Sie sich wieder eine Erholungspause. Meistens werden im Laufe der Zeit die Symptome deutlich schwächer und weniger intensiv. Der Körper hat dann schon die größten Unreinheiten beseitigt und entsorgt.
- Befragen Sie bei Unsicherheiten und Fragen über Heilreaktionen einen Arzt oder Therapeuten.

Reinigungskuren

Die Anti-Parasiten-Kur
(nach Hulda Regehr Clark)

Parasiten im Magen- und Darmtrakt können die Ursache für viele Beschwerden sein. Viele Parasiten werden mit dem Stuhlgang ausgeschieden, doch bei einer Störung oder Schwäche im Körper können sie sich an der Darmwand festsetzen oder sich in anderen Organen ansiedeln. In früheren Zeiten wußte man viel über die Bekämpfung von Parasiten mit Hilfe einfacher Kräuter oder zumindest, wie man den Körper reinigen und gesund erhalten kann. Kräutertees und Gewürze waren dabei sehr wirkungsvoll, wurden in unserer Zeit aber mehr und mehr gegen allopathische Medikamente eingetauscht (die teilweise viele negative Nebenwirkungen haben). In Indien wird auch heute noch mit vielen heilkräftigen Kräutern und reichlich Gewürzen gekocht, um Parasiten vorzubeugen. Auch die ursprünglichen »Leb«kuchen enthielten u.a. eine Auswahl dieser wirksamen Gewürze (daher der Name). Hier folgt eine natürliche Anti-Parasiten-Kur, die sich aus dem uralten Wissen über Kräuter und Gewürze entwickelt hat. Diese Kur ist zwar aufwendig, Sie können sie aber ohne Probleme selbst durchführen. Die nötigen Zutaten können Sie entweder selbst herstellen oder fertig bestellen (siehe *Seite 124*).

Benötigte Zutaten

- Schwarze-Walnuß-Tinktur
- Wermut-Kapseln
- Gewürznelken-Kapseln

Die Anwendung

	Schwarze-Walnuß-Tinktur	Wermut-Kapseln	Gewürznelken-Kapseln
	extra stark	250 mg	500 mg
Wann einnehmen Tag	Tropfen einmal vor dem Essen	Kapseln einmal pro Tag auf leeren Magen vor dem Essen	Kapseln dreimal pro Tag, z.B. vor dem Essen
1	1	1	1 - 1 - 1
2	2	1	2 - 2 - 2
3	3	2	3 - 3 - 3
4	4	2	3 - 3 - 3
5	5	3	3 - 3 - 3
6	2 Teelöffel	3	3 - 3 - 3
7	ab jetzt einmal pro Woche (bis die Packung aufgebraucht ist)	4	3 - 3 - 3
8		4	3 - 3 - 3
9		5	3 - 3 - 3
10		5	3 - 3 - 3
11		6	3 - 3 - 3
12		6	ab jetzt einmal pro Woche (bis die Packung aufgebraucht ist)
13		7	
14		7	
15		7	
16		7	
17		ab jetzt einmal pro Woche (bis die Packung aufgebraucht ist)	

Die Gallen-Leber-Reinigungskur

(nach Hulda Regehr Clark)

Die Leber produziert mehr als einen Liter Galle pro Tag. Die Gallenflüssigkeit gelangt über eine Vielzahl kleiner Kanäle der Leber letztendlich in einen größeren Kanal, den *Ductus hepaticus,* der sie zur Gallenblase transportiert. Diese fungiert als Reservoir und speichert die Galle, bis sie zur Verdauung von Fetten benötigt wird.

Weiche Gallensteine verstopfen bei vielen Menschen im Laufe der Zeit die kleinen Kanäle der Leber. Mediziner sprechen jedoch erst von Gallensteinen, wenn diese Ansammlungen verkalken, hart werden und dadurch Beschwerden in der Gallenblase verursachen. Die weichen Steine sind auf einem Röntgenfoto auch noch nicht zu erkennen, doch können sie in diesem frühen Stadium schon für Probleme sorgen. Sie verstopfen die Leber, verhindern eine ausreichende Gallenproduktion und verursachen eine Steigerung des Cholesteringehaltes im Körper. Zusätzlich bilden sie eine ausgezeichnete Brutstätte für Bakterien und Parasiten.

Das Reinigen der Leber und Galle, vor allem das Entfernen der darin angesammelten Gallensteine, verbessert die Verdauung und trägt so zu einer besseren Gesundheit bei. Nach einer solchen Reinigungskur können bestimmte Beschwerden manchmal ganz plötzlich verschwinden, zum Beispiel Schmerzen zwischen den Schulterblättern oder Allergien. In den meisten Fällen fühlt man sich nach der Reinigungskur schnell wieder fit, nur in einigen Fällen braucht es ein oder zwei Tage, um sich zu erholen.

Diese Reinigungskur, die sich aus alten bewährten Rezepten entwickelt hat, ist eine sichere und zielgerichtete Art, die Leber und Gallenblase zu reinigen und von Gallensteinen und anderen Ansammlungen zu befreien.

Vorbereitung

- Führen Sie vorher eine Anti-Parasiten-Kur durch (siehe *Seite 20f.*), da sich eventuell Parasiten in der Galle oder Leber befinden können. Dann lösen sich die Gallensteine schwieriger, und diese Kur kann unnötig unangenehm werden.
- Es ist zudem ratsam, vorher die Nieren gut mit Kräutertees durchzuspülen. Die passenden Tees finden Sie auf *Seite 97*.
- Lassen Sie möglichst alle Amalgamfüllungen entfernen (siehe »Amalgamentfernung« *Seite 42f.*), um die Leber zu entlasten.

Benötigte Zutaten

(Alle Zutaten für die Kur sind im Naturkostladen, in der Apotheke oder Drogerie erhältlich oder zu bestellen, siehe Adresse *Seite 124*)

- 4 Eßlöffel Bittersalz
- 1/2 Tasse Olivenöl (hochwertig, kaltgepreßt)
- 3/4 Tasse Pampelmusensaft (aus einer großen oder zwei kleinen frischen, rosaroten Pampelmusen, es können eventuell auch gelbe sein)
- 4–8 Ornithin-Kapseln
- 1 Glas mit Deckel

Allgemeine Hinweise

- Nehmen Sie sich zwei ruhige Tage für diese Kur.
- Verwenden Sie in dieser Zeit keine Medikamente, Vitamine oder andere Supplemente, die nicht absolut notwendig sind.
- Beenden Sie die Anti-Parasiten-Kur, bevor Sie mit der Gallen-Leber-Kur beginnen.

Der erste Tag

Essen Sie zum Frühstück und Mittagessen kein Fett, sondern statt dessen Obst, Saft, gedünstetes oder rohes Gemüse. Auf diese Weise wird die Galle gesammelt, und es entsteht ein gewisser Druck in der Leber. Dadurch können mehr Steine aus der Leber gepreßt werden.

14.00 Uhr: Essen und trinken Sie ab jetzt nichts mehr, denn sonst können Sie sich später sehr übel fühlen.

18.00 Uhr: Rühren Sie einen Eßlöffel Bittersalz in ein Glas Wasser und trinken Sie es. Sie können ein wenig Vitamin-C-Pulver zufügen, um den Geschmack zu verbessern.

20.00 Uhr: Trinken Sie nochmals ein Glas Wasser mit einem Eßlöffel Bittersalz wie oben beschrieben.

21.45 Uhr: Füllen Sie die halbe Tasse Olivenöl in das verschließbare Glas und fügen Sie den ausgepreßten Pampelmusensaft (3/4 Tasse, ohne Fruchtfleisch) hinzu. Schließen Sie das Glas und schütteln Sie es kräftig. Das Olivenöl vermischt sich dann vollständig mit dem Pampelmusensaft. Trinken Sie das Gemisch noch nicht, sondern bereiten Sie sich auf die Nachtruhe vor.

22.00 Uhr: Trinken Sie jetzt den Saft mit dem Olivenöl, der übrigens gar nicht so schlecht schmeckt. Nehmen Sie mit dem ersten Schluck vier Ornithin-Kapseln ein. Diese sorgen für eine erholsame Nachtruhe. Nehmen Sie acht Kapseln, wenn Sie normalerweise unter Schlafproblemen leiden. Trinken Sie die Mischung innerhalb von fünf Minuten aus und legen Sie sich erst direkt danach ins Bett. Wenn Sie das nicht tun, ist die Wirkung weniger gut. Bleiben Sie für mindestens 20 Minuten auf dem Rücken liegen, mit dem Kopf auf einem bequemen Kissen. Anschließend können Sie sich einfach in den Schlaf fallen lassen.

Der zweite Tag

6.00 Uhr oder später: Nehmen Sie direkt nach dem Aufwachen die dritte Portion Bittersalz (ein Eßlöffel gemischt mit Wasser) ein. Wenn Sie sich nicht gut fühlen, warten Sie damit einen Moment, bis es Ihnen besser geht. Anschließend können Sie sich wieder ins Bett legen. Rechnen Sie an diesem Morgen mit Durchfall. Schauen Sie im Stuhl nach, ob Sie Gallensteine finden; es sind die grünen Klümpchen, die meistens an der Oberfläche treiben, während der normale Stuhl nach unten sinkt. Die Steinchen sind oft weich, manche auch hart, sie können von sehr unterschiedlicher Form und Größe sein und haben manchmal auch eine mehr gelbliche oder rötliche Färbung. Beim genauen Betrachten können Sie auch die Struktur der Kanäle darauf erkennen. Versuchen Sie, die Gallensteine zu zählen, manchmal sind es ein paar Dutzend, manchmal einige Hundert.

2 Stunden später: Trinken Sie die vierte Portion Bittersalz. Sie können sich danach wieder ins Bett legen.

Noch 2 Stunden später: Sie können langsam wieder etwas essen. Beginnen Sie mit Obstsaft oder Obst. Später am Tag können Sie leicht verdauliche Kost zu sich nehmen

Am Abend fühlen Sie sich in der Regel wieder fit, schonen Sie sich jedoch danach noch ein oder zwei Tage. Gönnen Sie sich viel Ruhe und essen Sie nur leichte Kost.

Zur allgemeinen Reinigung der Leber und Gallenblase können Sie diese Reinigungskur ein- oder zweimal im Jahr durchführen. Bei Beschwerden empfiehlt sich eine häufigere Anwendung mit einem minimalen Abstand von drei Wochen.

Die innerliche Anwendung

Für die innere Anwendung wird ausschließlich der eigene, frische Urin verwendet.

Trinken von Urin

Die einfachste und gängigste Methode der inneren Urinbehandlung ist das Trinken des eigenen Urins (Ihr Urin ist für Sie selbst in jedem Fall steril). Die Menge variiert dabei von einigen Tropfen bis zu der gesamten Menge, die man am Tag ausscheidet. Im allgemeinen fängt man nur den Mittelstrahl des Urins auf, weil der erste Teil die Harnleiter sauber spült und sich im letzten Teil möglicherweise geringe Ablagerungen aus der Blase befinden. Verwenden Sie zum Auffangen ein sauberes Gefäß, ein Glas oder eine Tasse. Auf Reisen kann auch ein Plastikgefäß sehr nützlich sein. Weiterhin empfiehlt es sich, den Urin so frisch wie möglich zu trinken, da er in Kontakt mit der Luft reagiert und seine Sterilität verliert.

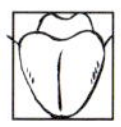

Einige Tropfen Urin unter die Zunge nehmen

Fangen Sie den Mittelstrahl Ihres Urins, am besten des Morgenurins, auf und geben Sie davon mit Hilfe einer Pipette oder den Fingern einige Tropfen unter die Zunge. Hier befinden sich durchlässige Schleimhäute, die die Informationen des Urins (u. a. Antikörper, Antigene, Schadstoffe, zum Beispiel Schwermetalle in sehr geringen Mengen) mit ihren Immun-Rezeptoren hervorragend aufnehmen und weiterleiten können.

Sie können den Körper auf diese Weise zu Anfang

der Urin-Therapie Schritt für Schritt an den Urin gewöhnen. Beginnen Sie mit einigen Tropfen und steigern Sie die Menge langsam. Nehmen Sie am ersten Tag zum Beispiel ein bis fünf Tropfen Morgenurin, am zweiten Tag fünf bis zehn Tropfen und am dritten Tag 10 bis 15 Tropfen. Bestimmen Sie Ihr Tempo selbst. Sie können auch anderen Urin als den Morgenurin einnehmen, doch enthält dieser die meisten Informationen sowie Hormone. Wenn Sie fühlen, daß Ihr Körper sich an die kleine Dosis Urin gewöhnt hat, beginnen Sie mit einer größeren Menge, zum Beispiel ein oder mehrere Gläser pro Tag. Reagiert Ihr Körper allerdings sehr stark auf den Urin, reduzieren Sie die Menge oder bleiben Sie bei der niedrigen Dosis.

Wenn Sie allopathische (chemische) Medikamente einnehmen, empfiehlt es sich, die Menge des Urins ganz langsam zu steigern. Bei starken Medikamenten, die Sie nicht einfach so absetzen können, ist es ratsam, für einige Wochen nur dreimal täglich fünf Tropfen unter der Zunge einzunehmen. Beobachten Sie die Reaktionen Ihres Körpers und beraten Sie sich mit Ihrem Arzt über die nötige Menge der Medikamente und eine eventuelle Anpassung der Dosierung.

Bei manchen Krankheiten sind einige Tropfen Urin die beste Behandlungsmethode. Das gilt zum Beispiel für Infektionen der Nieren, der Blase und Urinwege, bei Geschlechtskrankheiten wie Gonorrhö und Syphilis, bei Allergien (vor allem wenn der Körper sensibel auf größere Mengen Urin reagiert) und bei chronischer Überbelastung der Leber und Nieren sowie im Fall von CFS.

Ein Glas Morgenurin trinken

Fangen Sie den Mittelstrahl des ersten Urins am Morgen auf und trinken Sie ein Glas auf nüchternen Magen. Machen Sie daraus ein kleines Ritual, ein spezielles Glas kann dabei helfen. Machen Sie sich die Farbe, die Substanz und den Geschmack Ihres »Lebenswassers« bewußt. Mit ein bißchen Erfahrung können Sie den Urin als Feedback Ihres Lebenstils nutzen, indem Sie mit Hilfe des unterschiedlichen Geschmacks nachvollziehen, was Sie am Vortag gegessen haben und in welcher Verfassung Sie waren. Bei einer gesunden, ausgeglichenen Lebensweise und einer ausgewogenen Ernährung schmeckt der Urin relativ neutral.

Wenn Sie Schwierigkeiten mit dem Geschmack haben, können Sie den Urin mit Wasser, Saft oder Tee mischen oder die Menge reduzieren. Trinken Sie den Urin möglichst direkt, ohne ihn lange aufzubewahren, zu kochen oder in den Kühlschrank zu stellen. Frisch ist er auf jeden Fall steril, voll mit Vitaminen, nützlichen Enzymen sowie Hormonen und enthält alle Informationen aus Ihrem und für Ihren Körper.

Wann wird das Trinken des Morgenurins empfohlen?

Gesunde Menschen können ihren Morgenurin als Prävention trinken. Nach der erfolgreichen intensiven Behandlung ernsthafter Krankheiten ist ein Gläschen Morgenurin die ideale Art, den Körper gesund zu halten und zu stärken, Krankheiten vorzubeugen oder kleine Beschwerden zu lindern. Dabei ist es nicht notwendig, jeden Tag ein Glas zu trinken. Manche Menschen nehmen den Morgentrunk nur, wenn sie sich nicht so gut fühlen, andere wiederum lassen keinen Tag ohne vergehen. Die Menge kann dabei nach Wunsch von einem Schluck bis zu einem vollen Glas variieren.

Mit einem Glas Morgenurin geben Sie bei akuten, weniger ernsthaften Krankheiten Ihrem Körper einen hilfreichen Impuls, wieder ins Gleichgewicht zu kommen.

Trinken Sie zur Regulierung des Hormonhaushaltes regelmäßig ein Glas Morgenurin. Da der Körper in der

Nacht besondere Hormone, zum Beispiel Melatonin, produziert, die neben einer Vielzahl anderer körpereigener Hormone im Urin ausgeschieden werden, kann der Organismus diese bei der Wiedereinnahme verwerten.

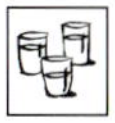

Mehrere Gläser Urin pro Tag trinken

Hier gelten die gleichen Anweisungen wie beim Morgenurin, nur daß Sie jetzt auch den Urin von anderen Tageszeiten verwenden und auf diese Weise größere Mengen Urin zu sich nehmen können. Die Menge ist von den Beschwerden abhängig. Sie können zwei bis drei Gläser pro Tag trinken oder alles, was Sie ausscheiden. Dabei empfiehlt es sich, abends weniger oder gar keinen Urin mehr zu trinken, weil andernfalls die Nachtruhe gestört werden kann. Urin hat nämlich eine harntreibende Wirkung, und so kann es sein, daß Sie sehr häufig auf die Toilette müssen. Das zeigt, daß der Organismus gut durchgespült wird. Auch Durchfall oder andere Heilreaktionen können auftreten. Kein Grund zur Sorge. Sie können die Filter- oder Ausscheidungsorgane (Nieren, Leber, Haut) dann mit speziellen Tees, Kompressen oder Massagen unterstützen. Wenn Sie mehrere Gläser Urin trinken spielt die Ernährung eine wichtige Rolle (siehe Seite *16ff.*). Ernähren Sie sich möglichst gesund und ausgewogen. Andernfalls tun Sie Ihrem Körper letztendlich doch nichts Gutes. Vom gleichzeitigen Medikamentengebrauch sollten Sie absehen oder die Therapie nur unter Aufsicht eines Arztes oder Therapeuten durchführen.

Es gelten folgende Richtlinien

Gesunde Menschen können eine beliebige Menge trinken, sie können auch für einen Tag oder einige Tage mit Urin und Wasser fasten oder nur Obst oder Gemüse essen, um den Körper zu entlasten und regelmäßig zu entschlacken. Bei chronischen Beschwerden sind drei bis fünf Gläser Urin pro Tag zu empfehlen. Bei ernsthaften chronischen oder akuten Beschwerden können Sie die gesamte Menge Urin, die Sie ausscheiden, wieder trinken, Sie sollten die Menge aber abends reduzieren (siehe *links*).

■ *Einläufe mit Urin*

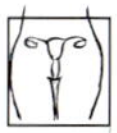

Vaginale Spülung

Füllen Sie einen Irrigator (in der Apotheke erhältlich) oder eine Spritze ohne Nadel mit frischem oder altem Urin, eventuell mit einem Kräuterauszug gemischt, und spülen Sie damit den Scheidenraum. Oder lassen Sie den Urin direkt aus einem Glas über den Vaginalbereich fließen. Wenden Sie die vaginale Spülung bei akuten Beschwerden der Vagina, bei tieferliegenden Unterleibsbeschwerden, zum Beispiel der Gebärmutter und Eierstöcke, einmal täglich oder häufiger an. Auch zur Prävention sind Urinspülungen sinnvoll.

Klistier

Nehmen Sie einen Irrigator, eine spezielle Pumpe für Darmspülungen, und führen Sie damit eine kleine Menge frischen Urin in den After ein. Es handelt sich dabei nur um geringe Mengen (bei Jugendlichen und Erwachsenen 10 bis 40 Milliliter, bei Kindern noch weniger), die leicht von den Darmwänden aufgenommen werden können, ohne direkt wieder ausgeschieden zu werden. Legen Sie sich anschließend eine halbe Stunde entspannt hin oder nehmen Sie diesen kleinen Einlauf direkt vor dem Schlafengehen. Eine Anwendung pro Tag ist bei akuten Beschwerden, zum Beispiel Migräne oder Allergieanfällen, ausreichend.

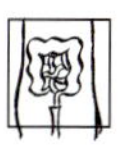

Darmspülung

Nehmen Sie einen Irrigator und führen Sie damit eine größere Menge Urin (ca. einen halben bis zwei Liter) in den After ein. Dafür können Sie frischen oder alten Urin verwenden, den Sie je nach Beschwerden mit Wasser oder Kräuterauszügen mischen. Legen Sie sich dafür auf den Rücken, lassen Sie die Flüssigkeit in den Darmkanal einfließen und drehen Sie sich in die verschiedenen Richtungen, so daß der Urin sich im gesamten Darm verteilen kann. Nach kurzer Zeit müssen Sie sicherlich schnell auf die Toilette, wo Sie alles wieder ausscheiden. Vielleicht bemerken Sie interessante Verfärbungen des Stuhls, die auf Unreinheiten und Schlacken im Darm hinweisen und durch den Einlauf nach außen gespült werden. Bei bestimmten chronischen und akuten Beschwerden empfiehlt sich die Anwendung für einen beschränkten Zeitraum jeden zweiten Tag. Zur Vorsorge und zur allgemeinen Entschlackung des Körpers reicht eine Darmspülung alle zwei bis vier Wochen.

Spülungen mit Urin

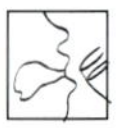

Mund- und Halsspülung/Gurgeln

Fangen Sie den Mittelstrahl des Urins zu einem beliebigen Zeitpunkt des Tages auf und nehmen Sie davon einen Schluck in den Mund. Spülen Sie damit den gesamten Mundraum gründlich durch. Bei Zahn- und Zahnfleischproblemen mehr im Bereich der Zähne, bei Halsbeschwerden mehr im Halsbereich, und gurgeln Sie dabei. Im allgemeinen empfiehlt es sich, diese Spülungen drei- bis viermal täglich für 5 bis 20 Minuten durchzuführen und den Urin danach auszuspucken. Häufiger und länger ist selbstverständlich auch möglich. Sie können sicherlich selbst am besten feststellen, wann und bei welcher Häufigkeit eine Besserung der Beschwerden eintritt. Wenn Sie Urin als Mundwasser nutzen wollen, nehmen Sie einfach einen Schluck frischen Urin, spülen nur kurz und spucken ihn dann wieder aus.

Diese Variation eignet sich auch sehr gut für Menschen, die den Urin nicht schlucken wollen oder können, aber trotzdem die energetische Wirkung des Urins nutzen wollen. Gurgeln und Spülen hat ungefähr die gleiche Wirkung wie ein paar Tropfen, die man unter der Zunge einnimmt, da auch hier im Mundraum und im Halsgebiet die Rezeptoren der Schleimhäute die Informationen im Urin aufnehmen und weiterleiten (siehe *Seite 23*).

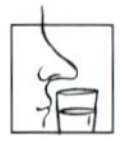

Nasenspülung (Neti)

Fangen Sie den Mittelstrahl des Urins zu einem beliebigen Zeitpunkt des Tages in einem Glas auf. Tauchen Sie Ihre Nase in den Urin, halten Sie ein Nasenloch mit den Fingern geschlossen und ziehen Sie mit dem anderen Nasenloch vorsichtig und ruhig soviel Urin wie möglich hoch. Lassen Sie den Urin durch den geöffneten Mund wieder herausströmen oder schlukken Sie ihn herunter. Wiederholen Sie danach die Anwendung mit dem anderen Nasenloch und wechseln Sie dann noch zwei- bis dreimal. Wenn der Urin zu konzentriert sein sollte oder zu stark brennt, können Sie ihn mit lauwarmem Wasser verdünnen.

Einen andere Art der Nasenspülung kann mit der sogenannten Neti-Kanne (Bezugsadresse siehe *Seite 124*) durchgeführt werden. Dies ist eine kleine Gießkanne speziell für diese Technik, die in der Yogatradition häufig genutzt wird. Sie füllen die Nasenspülkanne mit frischem Urin, setzen die Tülle an das eine Nasenloch und legen den Kopf ein wenig nach hinten und zur entgegengesetzten Seite, so daß der Urin ganz von selbst in die Nase fließt und aus dem anderen Nasenloch wieder herauskommt. Anschließend wechseln Sie zum anderen Nasenloch.

Putzen Sie sich nach einer Spülung vorsichtig, aber gründlich die Nase, um die restliche Flüssigkeit zu entfernen. Normalerweise ist eine Nasenspülung pro Tag zur allgemeinen Reinigung der Nase und der Nasennebenhöhlen und bei leichten Beschwerden ausreichend. Wiederholen Sie die Anwendung bei akuten oder ernsthaften Beschwerden der Nase, Nebenhöhlen, Augen und der oberen Atemwege zwei- bis dreimal pro Tag.

Augenspülung/Augenbad

Fangen Sie den Mittelstrahl des Urins zu einem beliebigen Zeitpunkt des Tages in einem Schnapsglas oder einer speziellen Augenbadewanne (aus der Apotheke) auf. Zur Sicherheit sollten Sie ihn zunächst mit etwas Wasser verdünnen, damit er nicht zu sehr brennt. Ein leichtes Brennen zu Beginn ist allerdings normal. Setzen Sie das Glas oder die Wanne ans Auge und legen Sie den Kopf etwas zurück. Spülen Sie das Auge, indem Sie es öffnen und schließen. Sie können die Augenspülungen bei Augenbeschwerden drei- bis fünfmal pro Tag (oder häufiger) für zwei bis fünf Minuten anwenden, bis die Beschwerden verschwunden sind, oder vorbeugend einfach einmal täglich, zum Beispiel auch bei ermüdeten oder gereizten Augen.

Urintropfen

Augentropfen

Fangen Sie den Mittelstrahl des Urins zu einem beliebigen Zeitpunkt des Tages in einem Glas auf. Nehmen Sie mit einer Pipette oder direkt mit den Fingerspitzen etwas von dem Urin, und träufeln Sie sich einige Tropfen davon in die Augen. Wenn er sehr konzentriert ist und dadurch zu stark brennt, können Sie ihn mit etwas Wasser verdünnen. Oder legen Sie einfach in Urin getauchte Watte für zehn Minuten auf die Augen, das entspannt und beruhigt. Sie können die Augentropfen bei Augenbeschwerden je nach Belieben, zum Beispiel drei- bis fünfmal täglich, anwenden, je häufiger desto besser für den Heilungsprozeß. Zur Vorsorge und für strahlende, frische Augen können Sie morgens, bei müden und gereizten Augen auch zwischendurch, einige Tropfen Urin in die Augen träufeln.

Ohrentropfen

Nehmen Sie mit Hilfe einer Pipette oder direkt mit den Fingerspitzen etwas frischen oder alten Urin und träufeln Sie sich einige Tropfen davon ins Ohr. Sie können das Ohr danach mit einem Wattebausch, der eventuell vorher in etwas Öl oder Fett getränkt wurde, verschließen. Eine andere Möglichkeit ist es, einen in Urin getränkten Wattebausch für 10 bis 20 Minuten ins Ohr zu stecken. Die Häufigkeit der Anwendung ist abhängig von den Beschwerden, empfehlenswert sind ein bis drei Ohrbehandlungen pro Tag.

Nasentropfen

Nehmen Sie mit einer Pipette ein wenig frischen Urin des Mittelstrahls und träufeln Sie sich fünf bis zehn Tropfen davon in die Nasenlöcher. Halten Sie den Kopf dabei nach hinten, oder legen Sie sich dafür auf den Rücken. Ziehen Sie den Urin vorsichtig, aber kräftig in die Nase ein. Sie können diese Methode mit der intensiver wirkenden Nasenspülung abwechseln. Nasentropfen lassen sich einfach über den Tag verteilt, ca. drei- bis fünfmal, bei leichten Nasenbeschwerden oder verstopfter Nase anwenden.

Urin-Inhalation/Dampfbad

Mischen Sie in einer Schüssel oder einem speziellen Inhalator kochendes Wasser mit beliebig viel frischem Urin (ein bis drei Deziliter). Fügen Sie eventuell Kräuterextrakte wie Kamille, Kampfer oder Pfefferminze hinzu. Beugen Sie Ihren Kopf darüber und ziehen Sie sich ein Handtuch über den Kopf und die Schüssel, so daß der Dampf nicht entweichen kann. Atmen Sie mindestens zehn Minuten lang tief und ruhig ein und aus, bei Nasenbeschwerden durch die Nase, bei Atemwegs- und Lungenbeschwerden auch durch den Mund. Bei starken, akuten Beschwerden der Atemwege können Sie zweimal täglich inhalieren, ansonsten ist einmal pro Tag ausreichend.

Homöopathische Potenzierung des Urins

Der homöopathisch potenzierte Urin stimuliert durch die körpereigene identische Schwingung den Körper, toxische Substanzen auszuscheiden. Homöopathische Urinpotenzierungen eignen sich besonders bei Menschen, die den Urin pur nicht trinken wollen oder können, zum Beispiel wegen Überempfindlichkeit, starken Heilreaktionen sowie zur Entgiftung von Schwermetallen oder zur allgemeinen Reinigung auf subtilerem Niveau. Sie können sich selbst Ihre eigenen Potenzierungen von D1 bis D6 anfertigen.

Die Herstellung

- Fangen Sie ein wenig Urin an einem beliebigen Zeitpunkt des Tages auf.
- Füllen Sie 6 Pipett-Fläschchen (in der Apotheke erhältlich) à 10 Milliliter bis zum Hals mit 9 Millilitern Wasser, numerieren Sie diese oder stellen Sie sie in einer Reihe auf.
- Träufeln Sie 15 Tropfen des frischen Urins (dies entspricht ungefähr 1 Milliliter) in Fläschchen Nr. 1 und verschließen Sie es.
- Nehmen Sie dieses Fläschchen in Ihre Faust und schlagen Sie damit kräftig 20mal auf die Handinnenfläche der anderen Hand (so gehen die Schwingungen des Urins auf das gesamte Flüssigkeitsvolumen über). Dies ist Ihre Potenzierung D1.
- Nehmen Sie nun 15 Tropfen aus Fläschchen Nr. 1 und füllen Sie sie in Fläschchen Nr. 2. Schütteln Sie diese Flasche auf die oben beschriebene Art. So erhalten Sie eine Potenzierung D2.
- Wiederholen Sie diesen Vorgang auch mit den weiteren vier Fläschchen: 15 Tropfen aus Nr. 2 in Fläschchen Nr. 3, schütteln, 15 Tropfen aus Fläschchen Nr. 3 …

Am Ende erhalten Sie dann die Potenzierungen D1 bis D6, fertig zum Gebrauch.

Die Anwendung

Nehmen Sie bei akuten Beschwerden jede Stunde fünf Tropfen unter die Zunge, bis die Beschwerden sich bessern.

Bei chronischen Beschwerden reichen einmal fünf Tropfen täglich.

Sie können austesten, welche der verschiedenen Potenzierungen für Ihren Körper in dieser Situation am besten geeignet ist. Dies kann zum Beispiel mit einem Muskeltest (Kinesiologie), mit dem Pendel oder mit Hilfe Ihrer Intuition geschehen. Wenn Ihnen die oben genannten Möglichkeiten nicht zur Verfügung stehen, nehmen Sie jeweils fünf Tropfen aus jedem Fläschchen, so ist die passende Potenzierung auf jeden Fall dabei.

Am besten fertigen Sie jeden Tag eine neue aktuelle Urinpotenzierung an und verwenden diese. Auf diese Weise reinigen Sie Ihren Körper von allen Unreinheiten der letzten 24 Stunden. Wenn Sie die Potenzierungen länger als zwei Tage verwenden wollen, sollten Sie einen Schuß hochprozentigen Alkohol (mindestens 40prozentiger) in jedes Fläschchen zufügen. Auf diese Weise ist die homöopathische Potenzierung etwa drei Wochen haltbar.

Urin-Injektionen

Injektionen mit Urin sollten nur fachkundig oder direkt vom Fachmann angewendet werden. Lassen Sie sich von einem Arzt oder Therapeuten behandeln oder über die genaue Anwendung beraten. Die verschiedenen Möglichkeiten der Injektion werden in der Fachliteratur ausführlich beschrieben. In den meisten Fällen wird der Urin zur Sicherheit vorher sterilisiert. Frischer Urin ist zwar eine sterile Flüssigkeit, doch kann er vor der Injektion mit verschmutzten Materialien in Berührung kommen. Bei der oralen Einnahme ist das kein Problem, doch bei der Injektion wird der Urin direkt ins Gewebe gespritzt und muß darum frei von Bakterien sein. Das Sterilisieren kann mit Hilfe von chemischen Zusätzen erfolgen, durch Kochen, Behandlungen mit Ozon oder mit Hilfe eines Filters zwischen der Spritze und der Nadel. Die empfohlene Häufigkeit und Menge der Behandlung ist abhängig von den Beschwerden und muß vom Fachmann beurteilt werden.

Die äußerliche Anwendung

Für die äußerliche Anwendung kann man sowohl frischen als auch alten Urin von jedem Moment des Tages verwenden. Alter Urin sollte drei bis sieben Tage alt sein. Er wirkt im allgemeinen intensiver als frischer Urin. Bewahren Sie den fermentierten Urin in dunklen Flaschen oder Gefäßen mit einem Korken oder einem luftdurchlässigen Verschluß auf. Für die äußerliche Anwendung können Sie auch den Urin einer anderen Person verwenden.

Äußerliche Behandlung mit Urin

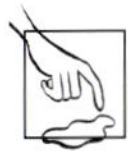

Stellen lokal mit Urin betupfen

Nehmen Sie frischen oder alten Urin und betupfen Sie die entsprechenden Stellen oder Körperpartien damit. Sie können für das Betupfen ein Tuch oder einen Wattebausch verwenden oder den Urin direkt mit Ihren Hände vorsichtig auftragen. Selbstverständlich können Sie auch direkt auf die Stelle pillern, das ist vor allem zum Reinigen von frischen oder offenen Wunden gut geeignet. Lassen Sie den Urin mindestens eine halbe Stunde einwirken und spülen Sie anschließend mit Wasser nach, oder lassen Sie ihn einfach vollkommen einziehen. Frischer Urin wird völlig von der Haut absorbiert, während alter Urin eine bestimmte Duftnote hinterlassen kann. Betupfen Sie bei akuten Hautproblemen die Stellen oder Wunden so oft wie möglich, mindestens aber zwei- bis dreimal täglich. Lassen Sie die Haut zwischen den Behandlungen immer wieder gut trocknen, so daß die Wunden schneller verheilen können.

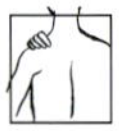

Körpermassage mit Urin

Nehmen Sie frischen Urin und reiben Sie sich Ihren gesamten Körper oder einzelne Körperpartien damit ein. Am einfachsten geht es, wenn Sie immer wieder einige Tropfen Urin in die Handflächen nehmen und mit kreisenden Bewegungen auf der Haut verteilen, bis die Handinnenflächen trocken sind. Massagen mit frischem Urin unterstützen Ihre Gesundheit, pflegen Ihre Haut und stimulieren die Funktionen der Haut und anderer Organe. Massieren Sie sich bei akuten oder chronischen Beschwerden mindestens zweimal täglich für 10 bis 15 Minuten, zur allgemeinen Pflege und Vorsorge so oft Sie wollen.

Sie können für die Massagen auch alten Urin verwenden. Alter Urin wirkt generell etwas stärker und kann somit für Körpermassagen bei tieferliegenden Problemen und als Ergänzung zum Fasten (siehe »Intensive Urinbehandlung« *Seite 32ff.*) eingesetzt werden. Wenn Sie sich selbst zu schwach fühlen, kann die Massage auch von einer anderen Person durchgeführt werden. Das gilt auch für schwer erreichbare Körperstellen wie den Rücken, bei Schmerzen oder Steifheit. Bei akuten und chronischen Beschwerden sollten Sie sich mindestens einmal pro Tag eine halbe bis ganze Stunde massieren, zur allgemeinen Pflege und Stärkung so oft und so lange, wie Sie wollen. Lassen Sie den Urin noch möglichst lange einwirken, bevor Sie ihn (wenn überhaupt) mit Wasser abspülen.

Weiterhin können Sie abgekochten Urin für Massagen oder Kompressen verwenden. Da das Wasser verdampft, wird der Urin beim Kochen konzentriert und der Fermentationsprozeß gebremst. Der so behandelte Urin wirkt nach Meinung einiger Menschen intensiver bei der Massage.

Baden mit Urin

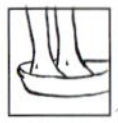

Fußbad

Füllen Sie eine Schüssel mit erwärmtem Urin oder geben Sie etwas Urin als Zusatz in ein heißes Fußbad. Sie können dazu sowohl alten als auch frischen Urin verwenden, am besten sammeln Sie für ein Fußbad den Urin eines Tages. Sie können für eine bessere Wirkung zusätzlich Kräuterauszüge (einfache Kräutertees oder ätherische Öle) oder zur Reinigung einige Eßlöffel Salz zufügen. Fußbäder eignen sich zur generellen Entspannung, bei Problemen mit Füßen oder Zehennägeln und bei akuten und chronischen Beschwerden des gesamten Körpers. Täglich ein bis zwei Fußbäder für 15 bis 20 Minuten sind empfehlenswert.

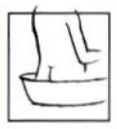

Sitzbad

Bereiten Sie Sitzbäder auf die gleiche Weise zu wie Fußbäder. Setzen Sie sich für 15 bis 20 Minuten in die Schüssel. Tägliche Sitzbäder empfehlen sich vor allem bei Unterleibsbeschwerden, sowohl für Männer als auch für Frauen.

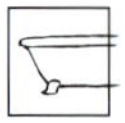

Urin als Badezusatz

Fügen Sie Urin dem Badewasser zu (siehe »Fußbad« *oben*). Je mehr Urin Sie verwenden, desto besser. Sammeln Sie eventuell den Urin von einigen Tagen. Nehmen Sie ein Bad mit Urin, wann immer sich die Möglichkeit dazu bietet.

Kompressen mit Urin

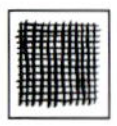

Urin-Kompressen

Tränken Sie ein sauberes Tuch aus Naturmaterialien, zum Beispiel Baumwolle, in erwärmtem Urin und legen Sie es auf oder wickeln Sie es um die entsprechenden Körperpartien. Sie können dazu frischen oder alten Urin verwenden, den Sie auf ca. 40 °C erwärmen können. Wenn Sie wissen, daß Sie in naher Zukunft mehrere Kompressen verwenden werden, sammeln Sie den Urin der vorherigen Tage oder verwenden Sie den Urin anderer Personen. Sie können den Kompressen auch Kräuterauszüge zufügen. Legen Sie bei akuten und chronischen Problemen zwei- bis viermal täglich Kompressen auf die betroffenen Stellen; zur allgemeinen Anregung bestimmter wichtiger Organe (Nieren, Leber, Milz) reicht einmal täglich für 30 bis 60 Minuten.

Heilerde-Urin-Packungen

Vermischen Sie Heilerde oder Lehm (in der Apotheke oder Naturkostläden erhältlich), der für Kompressen verwendet werden kann, mit Urin (anstelle von Wasser) zu einem einheitlichen Brei. Erwärmter Urin eignet sich besonders gut für innere Organe und wird am besten von der Haut aufgenommen, kalter Urin kann aber auch für kleinere Behandlungen verwendet werden. Sie können die Wirkung noch durch Kräuterauszüge ergänzen. Tragen Sie die Mischung entweder direkt auf die Haut der entsprechenden Partien auf oder legen Sie ein dünnes Tuch dazwischen. Halten Sie die Stelle wenn nötig mit einer Decke oder Wärmflasche warm. Lassen Sie die Packung einwirken, bis die Erde oder der Lehm getrocknet ist. Entfernen Sie danach alles gründlich und werfen Sie die Erde weg, da diese jetzt die Schadstoffe aus dem Körper enthält. Wenden Sie eine Heilerde-Urin-Packung bei chronischen und akuten Beschwerden ein- bis zweimal täglich an.

Haar- und Kopfhautbehandlungen mit Urin

Nehmen Sie ungefähr einen halben Becher frischen Urin und massieren Sie sich damit Ihre Kopfhaut und Haare ein. Lassen Sie ihn einige Minuten einwirken, bevor Sie ihn mit Wasser wieder ausspülen. Dies ist eine ausgezeichnete Methode, das Haar und die Kopfhaut zu versorgen, die auf diese Weise vital und gesund bleiben. Waschen Sie bei Problemen wie Schuppen oder sprödem Haar Ihre Haare jeden Tag mit Urin, ansonsten so oft Sie wollen. Sie können selbstverständlich auch weiterhin milde Shampoos verwenden, möglichst mit natürlichen Inhaltsstoffen (zum Beispiel von Weleda oder Urtekram). Eine weitere Möglichkeit ist eine Wäsche mit Lavaerde (ein Tongestein aus Nordafrika), die Sie mit Urin anrühren, auf das Haar auftragen und nach zehn Minuten wieder ausspülen. So verbinden Sie die reiche und kräftigende Wirkung der Lavaerde mit dem Nutzen des Urins für Haare und Kopfhaut.

Sie können auch alten Urin verwenden. Nehmen Sie dazu drei bis sieben Tage alten Urin. Bei Kopfhautbeschwerden empfiehlt es sich, den Urin täglich oder mindestens zwei- bis dreimal pro Woche etwa 30 Minuten einwirken zu lassen. Sie können während dieser Zeit ein altes Handtuch umwickeln oder eine Plastikhaube aufsetzen. Manche Leute lassen den Urin die ganze Nacht einwirken, andere verwenden alten Urin als Shampoo. Wenn nach dem Ausspülen mit Wasser der Ammoniakgeruch noch nicht verschwunden ist, können Sie mit einem milden, natürlichen Shampoo nachwaschen oder ein Haaröl verwenden.

Urinsalbe

Kaufen Sie eine natürliche Creme oder mischen Sie sich selbst eine Salbe. Fügen Sie einige Tropfen frischen Urin hinzu und rühren Sie diese Mischung mit einem sauberen Stäbchen oder Löffel durch. Mischen Sie zum Beispiel fünf Tropfen Urin mit fünf Millilitern Creme. Achten Sie darauf, daß die Creme eine streichfähige Konsistenz behält. Geben Sie eventuell mehr oder weniger Urin hinzu. Fertigen Sie nur kleinere Mengen, damit die Creme nicht vorzeitig verdirbt.

Intensive Urinbehandlung

Die intensive Urinbehandlung ist eine Kombination der vorhergehenden Behandlungsmöglichkeiten.

Sie besteht aus:

- völligem oder teilweisem Fasten für einige Tage bis zu einigen Wochen. Dabei trinken Sie sehr viel Urin, am besten alles, was Sie ausscheiden.
- intensiven, häufigen Ganzkörpermassagen mit altem Urin.
- speziellen Urin-Anwendungen, je nach Beschwerden.
- unterstützenden Kräutern (Tees, Kompressen), Diät, Körperübungen etc.

Um sich auf eine intensive Urinbehandlung vorzubereiten, sind folgende Punkte zu beachten:

- Konsultieren Sie einen Arzt oder Therapeuten, mit dem Sie die Behandlung besprechen können und der Ihnen bei möglichen heftigen Entgiftungserscheinungen zur Seite stehen kann.
- Reduzieren Sie möglichst chemische, allopathische Medikamente nach Absprache mit Ihrem Arzt oder Therapeuten (siehe auch »Urin-Therapie und Medikamenteneinnahme« *Seite 18f.*).
- Machen Sie eventuell vor der intensiven Urinbehandlung eine zweiwöchige homöopathische Reinigungskur mit Ihrem eigenen Urin: Nehmen Sie täglich morgens und abends je fünf Tropfen der Potenzierungen D1 bis D6 (siehe *Seite 28*).
- Gewöhnen Sie Ihren Körper an die Urin-Therapie. Beginnen Sie ungefähr eine Woche vorher, täglich einige Schlucke oder ein Glas Morgenurin zu trinken.
- Beachten Sie die allgemeinen Ernährungshinweise (siehe *Seite 16ff.*), wählen Sie aus, welche Lebensmittel Sie am besten essen können (wenn Sie nicht fasten) und welche Kräutertees Ihren Heilungsprozeß unterstützen. Dies gilt vor allem auch bei Allergien und Pilzinfektionen und kann mit Hilfe von kinesiologischen Tests oder einer Ernährungsberatung geschehen.
- Lesen Sie die einzelnen Anwendungshinweise auf den folgenden Seiten.

Sie können auch ohne diese Vorbereitungen mit der intensiven Urinbehandlung beginnen, doch können die Reaktionen dann stärker und heftiger sein. Die oben genannten Punkte sind für eine gute Gesundheit und eine schnelle Genesung wichtig.

Die Anwendung

- Fasten

Wichtig bei der intensiven Urinbehandlung ist das Fasten. Zum einen ist ein völliges Fasten möglich, also für eine bestimmte Zeit nichts essen, sondern nur Wasser, Urin oder Kräutertee trinken. Dies wirkt sehr intensiv und ist vor allem bei chronischen und tieferliegenden Beschwerden hilfreich, aber nur mit kompetenter Begleitung zu empfehlen.

Sie können auch teilweise fasten. Essen Sie eine kleine Mahlzeit pro Tag oder nur Obst bzw. Gemüse und trinken Sie viel Urin, Wasser und Kräutertee.

- Trinken

Trinken Sie täglich mindestens vier Gläser Urin bis zu der gesamten Menge, die Sie ausscheiden. Bei sehr ernsthaften Fällen ist es ratsam, so viel Urin wie möglich zu trinken, das können drei bis sechs Liter sein. Trinken Sie zusätzlich ganz nach Belieben viel Wasser und Kräutertee. Kräutertees unterstützen die Wirkung des Urins. Trinken Sie ruhig zusätzlich zwei bis drei Liter der empfohlenen Kräutertees oder der speziell für Sie ausgewählten Mischungen.

Sie können wahlweise in jedes Glas Urin fünf Tropfen Propolistinktur (ein Bienenprodukt) zufügen. Propolis hat eine antibakterielle und abwehrstärkende Wirkung. In Japan haben Untersuchungen gezeigt, daß Propolis in der Kombination mit Urin gegen Tumore wirkt.

■ Darmspülungen
Führen Sie gerade in der ersten Woche täglich Darmspülungen mit Urin durch, so daß der Darmkanal gründlich von Gift- und Schlackestoffen befreit wird.

■ Massagen
Massieren Sie Ihren gesamten Körper jeden Morgen mit frischem oder noch besser mit altem, erwärmten Urin für ca. 15 bis 30 Minuten.

■ Kompressen
Legen Sie jeden Tag warme Kompressen mit Urin, eventuell mit Heilerde und Kräuterzusätzen, auf die erkrankten oder geschwächten Körperteile oder Organe.

■ Baden mit Urin
Nehmen Sie jeden Abend ein heißes Fußbad mit Urin, heißem Wasser und eventuellen Kräuterzusätzen sowie Salz. Zusätzlich sind bei Unterleibsproblemen Sitzbäder empfehlenswert.

■ Körperübungen
Machen Sie zweimal täglich für 15 bis 30 Minuten einfache Bewegungsübungen, die für Sie möglich sind. Bewegung regt die Körperfunktionen an, fördert die Sauerstoffzufuhr, hilft dem Körper beim Ausscheiden von Giftstoffen und bringt Körper, Geist und Seele ins Gleichgewicht. Auch regelmäßige Spaziergänge an der frischen Luft, wenn möglich in der Natur, sind empfehlenswert.

■ Stille
Planen Sie morgens nach dem Aufstehen und abends vor dem Zu-Bett-Gehen 10 bis 15 Minuten ein, in denen Sie zu sich selbst finden können. Entspannen Sie sich, meditieren oder beten Sie. Moderne wissenschaftliche Untersuchungen von Ärzten haben ergeben, daß Meditation und Gebet einen deutlich positiven Einfluß auf den Heilungsprozeß haben.

Die Dauer

Die Dauer der Behandlung ist davon abhängig, wie tief oder chronisch die Krankheit ist, wie Ihre Konstitution und Widerstandskraft ist, wie schnell Ihr Körper sich entgiftet und wie intensiv und konsequent Sie die Behandlung befolgen.

Bei relativ leichten Beschwerden, zum Beispiel einer Grippe, sind einige Tage bis höchstens eine Woche schon ausreichend. Bei ernsthafteren Beschwerden wie Asthma sind ein bis zwei Wochen anzuraten. Bei sehr komplexen und ernsthaften Beschwerden, zum Beispiel Krebs, starker Pilzbefall und Immunkrankheiten, ist die intensive Urinbehandlung für drei bis vier Wochen notwendig, um den Körper zu reinigen, zu entgiften und zu stärken.

Der Ausklang der intensiven Urinbehandlung

Beginnen Sie am Ende der Fastenperiode langsam damit, etwas frisches Obst oder gedünstetes Gemüse zu essen. Gewöhnen Sie Ihren Körper Schritt für Schritt an leicht verdaubare Nahrung. Nehmen Sie sich für diesen Übergang ruhig eine Woche Zeit, vor allem, wenn Sie lange Zeit völlig gefastet haben. Halten Sie sich auch weiterhin an die auf *Seite 16* genannten Ernährungs- und Lebenshinweise, auch wenn es Ihnen jetzt vielleicht viel besser geht. Wichtig ist: Sie dürfen alles – aber in Maßen! Hören Sie gut auf Ihren Körper und Ihre Intuition. Reduzieren Sie in Etappen die Urinmenge, die Sie trinken, auf ein Glas Morgenurin und finden Sie dann im Laufe der Zeit heraus, welche Dosis für Sie die richtige ist. Das ist bei jeder Person individuell verschieden, bei dem einen vielleicht nichts, bei dem anderen ein oder mehrere Gläser pro Tag.

Was ist, wenn die Urin-Therapie nicht zu helfen scheint?

- Überprüfen Sie, ob es nötig ist, die Lebens-, Eß- oder Trinkgewohnheiten zu ändern.
- Lassen Sie sich auf mögliche hartnäckige Störfaktoren, zum Beispiel Schwermetallvergiftung durch Amalgamfüllungen, untersuchen und diese entsprechend behandeln.
- Mentale oder emotionale Blockaden können den Heilungsprozeß behindern. Beraten Sie sich in diesem Fall mit einem (Psycho-)Therapeuten oder Lebensberater.
- Wenn die Symptome sich während der Behandlung verschlimmern, kann dies ein Zeichen für eine Heilreaktion (siehe *Seite 19f.*) sein. Beraten Sie sich mit Ihrem Arzt oder Therapeuten.

Behandlung von Kindern

Häufig ist es nicht so einfach, die Urin-Therapie bei Kindern anzuwenden. Zwei Fragen, die häufig gestellt werden, sind: »Wie fange ich den Urin bei einem Kind auf, das noch Windeln trägt?« und »Was kann ich tun, wenn ein Kind den Urin nicht trinken will?«

Hier die Antworten: Verwenden Sie am besten Windeln aus Naturfasern (Baumwolle, Wolle) mit einer extra Einlage für den Stuhlgang. Wenn das Kind in die Windeln gemacht hat, können Sie diese einfach auswringen und ihm den Urin pur oder mit Saft oder Wasser gemischt zu trinken geben. Sie können auch mit Hilfe einer Pipette ein paar Tropfen unter die Zunge des Kindes, in seine Augen oder Ohren träufeln. Die nasse Windel kann auch direkt für die äußerliche Anwendung verwendet werden. Reiben Sie das Kind damit ein oder legen Sie die Windeln als Kompresse auf die betroffenen Stellen. Wenden Sie den Urin je nach Beschwerden an.

Wenn ein Kind keinen Urin trinken will, kann das, genau wie bei Erwachsenen, mit angelernten Ekelgefühlen zu tun haben. Wir haben alle gelernt, daß Urin »ekelig« ist. Wir können bei der Erziehung von Kindern gut sehen, wie ihre unbefangene Einstellung zum Urin aberzogen wird. Ein Kleinkind wird mit aller Ruhe und Hingabe die Hände in die Windeln stecken und danach die Finger ablecken, bis wir Erwachsenen es davon abhalten. Die gesamte psychologische Barriere vor der Urin-Therapie und der starke Widerstand ihrer »Gegner« zeigt, wie stark uns die Erziehung in frühen Jahren prägt, unser späteres Denken und Reagieren beeinflußt.

Haben Sie mit Ihren Kindern Geduld, wenn sie den Urin nicht gleich zu Beginn trinken wollen. Gewöhnen Sie Ihr Kind Schritt für Schritt an die Urin-Therapie. Wenn ein Kind absolut nicht will, ist es auch gut; zwingen Sie es nicht. Sprechen Sie mit dem Kind über seinen Ekel und trinken Sie ein Glas oder auch nur einen Schluck mit dem Kind zusammen. Versuchen Sie die (möglicherweise berechtigten) Gründe für seine Weigerung herauszufinden. Als letzten Ausweg können Sie eine »heimliche« Anwendung, bei der Sie den Urin mit Saft oder Tee mischen oder als »Medizin« verabreichen, versuchen. Sie können noch andere Methoden in Erwägung ziehen, als den Urin oral einzunehmen, zum Beispiel Klistiere oder Injektionen. Eine besondere Art der indirekten Anwendung ist über die stillende Mutter: Die Mutter trinkt den Kinderurin, auf diesem Weg gelangen bestimmte Stoffe in die Muttermilch und über diese wieder zum Kind.

Tierurin

Geben Sie Tieren Urin zu trinken, wenn sie krank sind. Fangen Sie dazu den Urin des Tieres mit einem Tuch auf, das Sie anschließend auswringen, oder direkt in einem Schälchen. Wenn das nicht möglich ist, kann es auch Ihr Urin sein. Mischen Sie etwas davon ins Futter oder in das Trinkwasser. Auch das Einreiben mit Urin sowie Ohren- oder Augentropfen sind hilfreich. Tiere fasten, wenn sie krank sind, meistens von selbst. Auf diese Weise hören sie auf ihren Körper, denn Fasten ist eine der besten Heilmethoden. Der Körper verbraucht keine unnötige Energie, sondern kann alles für die Heilung des Organismus einsetzen. Manchmal kann man auch beobachten, wie Tiere ihre Körperausscheidungen ganz von alleine wieder aufnehmen, unter anderem auch Urin. Haie scheiden ihren Urin nicht aus, sondern nutzen den Harnstoff, um ihre Körperflüssigkeit in der gleichen Konzentration zu halten wie das Meer. Sie gehören zu den wenigen Lebewesen, die keinen Krebs entwikkeln. Man geht davon aus, daß dies durch die Wiederverwendung des Urins und damit durch die Aufnahme von Urea kommt.

Der Gebrauch von reinem Tierurin ist im Westen kaum noch verbreitet. Man findet zwar verarbeiteten Tierharn (von trächtigen Stuten, Kühen etc.) oder Substanzen daraus in Kosmetikprodukten und Arzneimitteln, doch um gezielte Hinweise über die Verwendungsmöglichkeiten von reinem Tierurin zu bekommen, müßte man sich an Spezialisten in anderen Ländern wenden, in denen Tierurin auch heutzutage noch verwendet wird.

Gebrauchsanweisung

Hier folgen einige Anweisungen, die sich auf den Gebrauch des A-bis-Z-Kompendiums beziehen. Lesen Sie die Anweisungen vorher und auch immer wieder zwischendurch sorgfältig durch.

Anwendung

Nehmen Sie die Anleitungen, die für jede Krankheit individuell beschrieben sind, als eine Art Wegweiser, um die Behandlung auf diese Weise durchzuführen oder die ersten Schritte in die richtige Richtung zu unternehmen. Doch die Urin-Therapie bleibt eine sehr persönliche Therapie. Vielleicht scheint Ihnen eine andere Methode oder ein anderes Programm hilfreicher oder passender zu sein. Beachten Sie darum auch Ihr eigenes Gefühl und Ihre Intuition, und gestalten Sie so Ihren eigenen Behandlungsplan.

Tips

Die hier genannten Tips stellen Ihnen zwei oder drei unterstützende Naturheilverfahren bei der jeweiligen Krankheit vor. Der Schwerpunkt liegt dabei auf Behandlungsmöglichkeiten, die Sie selbst leicht (und billig) durchführen können, wichtig ist vor allem die Anwendung von Kräutern und Kräutertees (siehe auch *Seite 18*). Doch denken Sie auch hierbei daran, daß jeder Mensch anders ist und deshalb jede Behandlung individuell erfolgen sollte.

Es gibt heutzutage viele Naturheilmethoden. Informieren Sie sich ausführlich und wählen Sie die passenden Methoden aus. Die Urin-Therapie kann ohne Probleme mit jeder natürlichen Behandlungsweise kombiniert werden.

Zum Nachdenken

In dieser Rubrik werden Gedanken angesprochen, die Ihnen einen Einblick in die tieferen Zusammenhänge einer Krankheit oder einer Erscheinung geben können. Viele Krankheiten haben eine psychosomatische Komponente. Da Streß und Spannung – oder besser gesagt das Fehlen von Entspannung – unsere Gesundheit und Heilung negativ beeinflussen, finden Sie hier auch kleine Übungen zur Entspannung. Gehen Sie auch mit diesen Gedanken und Übungen kreativ und spielerisch um. Finden Sie Ihre Art der Entspannung und des Bewußtwerdens.

Persönliche Erfahrung

In dieser Spalte finden Sie Auszüge aus Briefen und Geschichten von Menschen, die in diesem entsprechenden Bereich Erlebnisse (meistens positive) mit der Urin-Therapie hatten. Auch diese Auszüge dienen wiederum der Inspiration. Aus Platzmangel konnten hier nur einige wenige Auszüge abgedruckt werden. Doch zeigen die kleinen Geschichten uns, wie wir alle für unsere Probleme eigene Lösungen finden können.

Aus wissenschaftlichen Untersuchungen

Hin und wieder wird aus wissenschaftlichen Untersuchungen ein Auszug zu lesen sein, der in Zusammenhang mit dem besprochenen Thema steht.

Das A-bis-Z-Kompendium der Urin-Therapie

■ Abszeß

Siehe »Geschwüre« *Seite 67.*

■ Aids

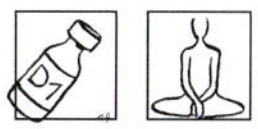

Anwendung

Bei Aids ist eine grundlegende und umfassende Behandlung notwendig. Suchen Sie sich dazu eine fachkundige Begleitung, der Sie vertrauen. Auf körperlicher Ebene geht es darum, das Immunsystem zu stärken, Symptome erträglicher zu machen und akute Folgeerkrankungen gründlich zu behandeln. Dabei können Sie viel selbst tun, auch mit der Urin-Therapie. Die Behandlung ist von den Beschwerden abhängig. Diese sind bei Aids sehr unterschiedlich, da es infolge der Immunschwäche zu vielen verschiedenen Infektionen kommen kann. Lesen Sie zur praktischen Anwendung die speziellen Kapitel zu den einzelnen Beschwerden und befolgen Sie die beschriebenen Behandlungsmethoden.

Eine intensive Urinbehandlung ist die beste Methode, das Immunsystem soweit wie möglich zu stärken. Es empfiehlt sich, über einen längeren Zeitraum mit Urin zu fasten oder teilzufasten und die dazugehörigen Behandlungen, zum Beispiel Massagen bei jukkender Haut, durchführen. Reagiert Ihr Körper gut darauf, d. h. fühlen Sie sich wohl dabei, können Sie mit der Behandlung fortfahren, bis Ihr Körper sich zum

Intensive Urinbehandlung vgl. Seite 32ff.

Teil oder vollständig regeneriert hat. Eine homöopathische Kur wirkt sich unterstützend auf die allgemeine Reinigung aus, weil durch sie Schwermetalle und andere toxische Stoffe aus dem Körper gelöst werden.

Homöopathische Potenzierung vgl. Seite 28

Wenn Sie chemische Medikamente einnehmen, müssen Sie auf jeden Fall testen, ob und auf welche Weise eine Urin-Therapie damit kombiniert werden kann. Wenn Ihr eigener Urin durch Medikamenteneinnahme sehr stark belastet ist, können Sie eventuell den Urin einer anderen Person verwenden. Bei der inneren Anwendung sollte es sich aber wegen des Hormongehaltes (bei Männern befinden sich andere Hormone im Blut und damit im Urin als bei Frauen) um den Urin einer Person gleichen Geschlechts handeln.

Tips

Gehen Sie auf zwei Arten vor: Befreien Sie zuerst Ihren Körper durch homöopathische Präparate von toxischen Stoffen wie Schwermetallen. Danach können Sie Ihr Immunsystem durch entsprechende Kräuter, Propolistinktur (ein Bienenprodukt), Urin-Therapie oder andere natürliche Methoden neu aufbauen und stärken. Die Entgiftung kann mit Kräutern und Kräutertees, zum Beispiel Brennessel und Löwenzahn, unterstützt werden – je nach Konstitution. Zur Stärkung des Immunsystems sind Odermennig-, Sonnenhut- (Echinacea-Präparate), Brennessel- oder Kombucha-Tee empfehlenswert. Bach-Blüten können bei der Reinigung, Klärung und zur Stärkung auf emotionalem und geistigem Gebiet helfen. Auch hierbei gilt: Seien Sie kreativ und suchen Sie (eventuell mit Hilfe) nach den Mitteln und Methoden, die am besten für Sie und Ihre Situation sind.

Zum Nachdenken

Aids erfordert mehr als jede andere Krankheit hundertprozentigen Einsatz – körperlich, emotional und mental. Es gibt nur wenige Menschen, die auf solch extreme Weise mit allen Ebenen des menschlichen Lebens konfrontiert werden. Das macht Aids – neben allem Leiden – zu einer großen Herausforderung. Aids ist ein Phänomen unserer Zeit, von dem sehr viele Menschen direkt oder indirekt betroffen sind.

Aids gilt allgemein als tödlich verlaufende Krankheit, doch gerade in diesem Fall gilt es, sich ganz klar von allen Prognosen und Urteilen zu befreien. So gibt es auch Menschen, die lange Zeit HIV-positiv sind, aber nicht krank werden; Menschen, die HIV-positiv getestet wurden, aber nach einiger Zeit wieder HIV-negativ sind, und sogar Menschen, bei denen die Krankheit schon ausgebrochen war und die auf verschiedene Arten trotzdem wieder gesund wurden. Nehmen Sie sich täglich einen Moment der Besinnung. Umarmen Sie sich selbst, Ihre Situation, Krankheit und auch den Tod. Versuchen Sie, den Punkt zu erreichen, an dem Sie sagen können: »Alles ist gut.«

Persönliche Erfahrung

»Ich leide seit drei Jahren an Aids. Nach verschiedenen Abenteuern mit der orthodoxen Medizin und dem alternativen Gebiet bin ich mir über zwei grundlegende Dinge bewußt geworden: Erstens sind wir alle das Ergebnis unserer Emotionen und Lebensart und zweitens, um gesund zu werden, muß man sich entgiften – sowohl körperlich als auch psychisch. Ich beschloß, es mit der Urin-Therapie zu versuchen. Ich bereitete mich durch ein zweitägiges Fasten mit Obst und Säften darauf vor. Die Vorurteile, daß es giftig, ekelig und ein Abfallprodukt des Körpers sei, mußte ich erst überwinden. Ich benötigte allen Mut, um – bildlich gesprochen – in die Tiefe zu springen. Auf der anderen Seite brauchte ich aber auch ein kleines Wunder; etwas, das meinen kranken Körper wieder zu Kräften kommen ließ, denn ich wollte nicht sterben, sondern leben. Und ich wollte eine möglichst schnelle Besserung mei-

nes Zustands. Darum trank ich sehr schnell sehr viel von meinem Urin und feuerte mich dabei im Badezimmerspiegel an, ich ermutigte mich mit den Worten ›Du bist super, ein toller Typ‹. Ich hätte sicher vorsichtiger sein sollen, hätte zu Beginn weniger trinken sollen, hätte meinen Urin mit Orangensaft verdünnen können, hätte, hätte, hätte ... Doch ich wollte eine schnelle Heilung, und so fastete ich und trank meinen Urin. Ich bekam hohes Fieber, schreckliche Kopfschmerzen, Verspannungen und fühlte mich allgemein erschöpft. Ich spuckte grüne Galle aus und schwitzte sehr stark. Mein Körper schien sich grundlegend zu reinigen. Dann, am Ende des dritten Tages, fühlte ich mich wie neugeboren. Meine Lymphdrüsen waren auf die normale Größe geschrumpft, meine Haut war ganz glatt und weich, und ich fühlte mich voller Energie. Auch meine Einstellung hatte eine Wandlung erfahren. Ich akzeptierte meine Krankheit und genoß jeden Tag als kleines Wunder.«

Akne

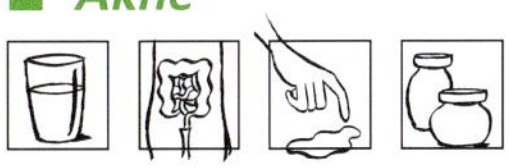

Anwendung

Befeuchten Sie mehrere Male pro Tag einen Wattebausch oder ein Stück Stoff mit Ihrem Urin und betupfen Sie damit die von Akne befallenen Hautpartien. Ist nach ein bis zwei Wochen noch keine Besserung aufgetreten, können Sie es mit einer innerlichen Anwendung versuchen: Trinken Sie jeden Tag ein Glas Morgenurin, um den Körper von innen zu reinigen.

Bei chronischer Akne sind oft Darmunreinheiten mitverantwortlich. Hier kann es helfen, den Darm mit einer Darmspülung zu reinigen. Führen Sie vier Wochen lang jede Woche etwa ein bis zwei Darmspülungen durch. Lassen Sie sich bei der inneren Entgiftung auf jeden Fall von einem erfahrenen Urin-Therapeuten oder einer anderen fachkundigen Person beraten.

Behandeln Sie Aknenarben äußerlich mit altem Urin. Sie können sich auch Ihre eigene Urinsalbe mischen, mit der Sie Ihre Haut pflegen.

Urinsalbe vgl. Seite 31

Tips

Trinken Sie zusätzlich blutreinigende Kräutertees, zum Beispiel Brennessel- oder Löwenzahntee. Verwenden Sie die Kräuter als Zusatz in den Kompressen. Auch Heilerde-Kompressen unterstützen die Entgiftung der Haut.

Zum Nachdenken

Denken Sie daran, daß Sie als Embryo im Fruchtwasser in Ihrem eigenen Urin schwammen. Dadurch haben Sie eine schöne, glatte und strahlende Babyhaut bekommen.

Die Haut ist unser Schutzmantel und unser Kontakt zur Umwelt. Unser Gesicht ist eines der ersten Dinge, die andere Menschen an uns wahrnehmen und wonach wir beurteilt, akzeptiert oder abgewiesen werden. Wenn wir nicht mit uns im reinen und unserer selbst nicht sicher sind, kann dieser Konflikt zum Ausbruch kommen und äußerlich sichtbar werden. Akne kann das Ergebnis dieses Prozesses sein. So bauen wir unbewußt einen Schutzwall auf, um niemanden an uns heranzulassen, obwohl wir uns eigentlich sehr stark danach sehnen.

Ein Glas Morgenurin trinken vgl. Seite 24f.

Persönliche Erfahrung

»Ich bin 14 Jahre alt und durch meine Mutter zur Urin-Therapie gekommen. Trotz anfänglichem Ekel wollte ich doch ausprobieren, ob meine Pickel mit Urin weggehen würden. Jeden Morgen vor dem Frühstück urinierte ich auf einen Wattebausch und betupfte damit

Darmspülung vgl. Seite 25f.

mein Gesicht. Nach zehn Minuten wusch ich mein Gesicht dann mit Wasser ab, und schon eine Woche später hatte ich so gut wie keine Pickel mehr. Ich schilderte diesen Erfolg einer Freundin, die sehr unter ihrer Akne litt. Als letzte Hoffnung versuchte sie es ebenfalls mit Urin – und siehe da, es klappte!«

■ Allergien

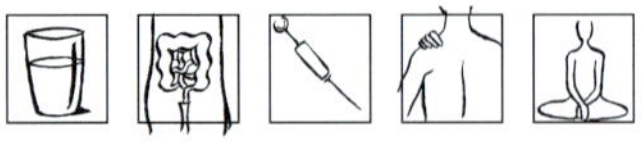

Anwendung

Trinken Sie jeden Tag ein Glas Ihres Morgenurins. Falls ein Glas am Anfang zu viel für Sie ist, beginnen Sie mit homöopathischen Verdünnungen oder einigen Tropfen unter der Zunge und steigern Sie die Urinmenge langsam nach Gefühl. Als Einstieg oder zu Beginn einer Therapie kann auch Gurgeln mit Urin für fünf bis zehn Minuten (oder kürzer, wenn es zu lange für Sie ist) eine gute Möglichkeit sein.

Hautbeschwerden, zum Beispiel Ausschlag, Schmerzen oder Jucken, als Folge von Allergien sollten Sie durch regelmäßige Massage mit frischem oder altem Urin behandeln, dabei wirkt alter Urin intensiver und tiefgehender als frischer. Bei einem akuten Anfall können Urin-Injektionen oder Klistiere für Erleichterung sorgen. Die Wirkung von Urin-Injektionen hält über einen längeren Zeitraum hinweg an, sie sollten jedoch ausschließlich fachkundig verabreicht werden.

Urin-Injektionen vgl. Seite 28f.

Allergien sind die Folge eines Fehlverhaltens unseres Immunsystems, da harmlose Stoffe als gefährlich eingestuft und bekämpft werden. Ein Großteil unseres Immunsystems befindet sich im Darm. Deshalb sind Darmunreinheiten häufig Ursache einer Allergie. Mit Urin-Spülungen reinigen Sie Ihren Darmtrakt. Bei chronischen Fällen ist eine intensive Urinbehandlung empfehlenswert, das heißt über einen gewissen Zeitraum mit Urin und Wasser oder Kräutertees zu fasten.

Darmspülung vgl. Seite 25f.

Intensive Urinbehandlung vgl. Seite 32ff.

Tips

Viele Allergien entstehen, weil die Leber das Blut nicht mehr ausreichend entgiften kann. Daher kann es von Nutzen sein, zwei- bis dreimal pro Jahr eine Gallen-Leber-Reinigungskur zu machen (siehe *Seite 21ff.*). Arbeitet die Leber wieder optimal, können Allergien manchmal spontan verschwinden.

Bei Lebensmittelallergien empfiehlt sich eine homöopathische Entgiftungskur, die speziell auf die auslösenden Stoffe abgestimmt ist. Weiterhin können Sie blutreinigende und aufbauende Kräutertees wie Brennessel, Kalmus oder Schafgarbe trinken.

Zum Nachdenken

Allergien sind eine Überreaktion des Organismus auf äußerliche Reize. Dabei wird häufig Feuchtigkeit in Form von Schleimabsonderungen oder tränenden Augen freigesetzt. Diese Reaktion kann ein Zeichen unterdrückter Emotionen wie Angst vor dem Leben oder Verlust von Liebe sein. Mit anderen Worten: Ungeweinte Tränen suchen einen anderen Weg nach außen. So betrachtet bieten Allergien uns einen Anlaß, hinter unsere Fassaden zu schauen und herauszufinden, was wir in unserem Leben verdrängen, wo wir nicht vertrauen oder nicht den Mut haben, hinzuschauen.

Urin ist ebenfalls eine wässerige Ausscheidung unseres Körpers, ein Spiegel unserer Emotionen und kann deshalb dabei helfen, unsere eigenen Gefühle zu verarbeiten.

Persönliche Erfahrung

»Ich habe mit der Urin-Therapie sehr gute Ergebnisse erzielt, vor allem mit Urin-Injektionen bei Allergien.

Dies hat sich als eine sehr wirkungsvolle Behandlungsmethode erwiesen. Allerdings wende ich sie nicht in den USA, sondern nur in Indien an. Ich muß nochmals wiederholen, daß ich noch nie etwas gesehen habe, das bei der Behandlung von Allergien besser wirkt, als Urin abzunehmen, ihn danach zu filtern und intramuskulär wieder zu injizieren.« (Reaktion eines Arztes aus den USA).

»Ich habe Urin bei meiner Allergie äußerlich angewendet. Ich rieb die entzündeten Stellen mit drei Tage altem Urin ein. Das Jucken verringerte sich, und die Blasen und Wunden heilten sehr schnell ab. Nach ungefähr einer Woche war die Wirkung spürbar.«

■ Altersflecken

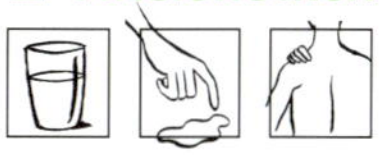

Anwendung

Reiben Sie Ihren ganzen Körper, speziell aber die betroffenen Stellen, mit frischem oder altem Urin ein und lassen Sie ihn 10 bis 15 Minuten einwirken. Wenn Sie wollen, können Sie den Urin danach mit Wasser abspülen. Durch das regelmäßige Trinken von Urin, am besten jeden Tag ein Glas Morgenurin, unterstützen Sie die heilende und regenerierende Wirkung von innen.

Tips

Pflegen Sie Ihre Haut mit natürlichen Cremes und Hautölen. Sie können zusätzlich Aromaöle, die regenerierend wirken, zufügen, zum Beispiel Neroli und Orange. Vor allem in der ayurvedischen Tradition gibt es viele gute Hautöle, die speziell auf die Konstitution einer Person abgestimmt sind.

Zum Nachdenken

Schenken Sie Ihrer Haut auch und gerade im Alter ausreichend Beachtung. Verwöhnen Sie sich mit Urinmassagen oder pflegenden Hautölen und Streicheleinheiten.

Persönliche Erfahrung

»Seit einem halben Jahr wende ich nun die Urin-Therapie an, das heißt ich trinke täglich meinen Morgenurin. Urin hat mich überzeugt. Schon bald nach Beginn meiner Kur bemerkte ich eine größere Leistungsfähigkeit und Belastbarkeit. Durch tägliches Einmassieren meines Körpers mit Urin wurden meine Altersflecken schwächer, ein großer Teil verschwand sogar vollständig.«

■ Alterungsprozeß

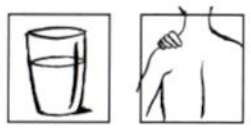

Anwendung

Trinken Sie jeden Tag ein Glas Morgenurin als allgemeines Stärkungsmittel für Ihr Immunsystem. Massieren Sie Ihre Haut regelmäßig mit frischem oder altem Urin ein, dadurch bleibt sie weich und glatt. Urin enthält Melatonin und DHEA, beides sogenannte Anti-Aging-Hormone, die eine Verlangsamung des Alterungsprozesses bewirken sollen.

Körpermassage mit Urin vgl. Seite 30

Ein Glas Morgenurin trinken vgl. Seite 24f.

Tips

Regelmäßiges Entgiften und Entschlacken des Körpers hält uns gesund und fit. Sie können ein- bis zweimal im Jahr für ein bis zwei Wochen fasten. Oder machen Sie eine Kur, zum Beispiel eine Panchakarma-Kur (ayurvedische, sehr tiefgehende Reinigungskur). Finden Sie die passende Methode für sich heraus. Natürlich spielt auch eine gesunde Ernährung eine wichtige Rolle, ebenso Körperübungen und ein möglichst streßfreies Leben.

Zum Nachdenken

Älterwerden ist ein Teil des Lebens und daran ist nichts Negatives. Doch es ist unnötig, wenn wir vorzeitig alt und schwach werden. Urin, der bezeichnenderweise auch als »Wasser des Lebens« oder »Nektar der Unsterblichkeit« bezeichnet wird, kann dies verhindern. Einige Menschen sehen Urin als eine moderne, alchemistische Medizin, die selbst auf zellulärem Niveau eine regenerierende Wirkung hat. Dazu einige Verse in vereinfachter Form aus einem alten indischen Text, dem Damar Tantra (der gesamte Text wird ausführlich in *Die goldene Fontäne* besprochen):

»Wer nach der Einnahme von bestimmten Kräutern (Bhringaraj, Saft der Niembaumblätter und anderen) Shivambu (Eigenurin) trinkt, wird frei von allen Krankheiten und Zeichen von Altertum wie Falten und grauem Haar. Er wird scharf und kilometerweit sehen können.«

Homöopathische Potenzierung vgl. Seite 28

Persönliche Erfahrung

»Ich arbeite als Therapeut und sehe oft, wie alte Menschen geistig und körperlich immer unbeweglicher und schließlich krank werden. Ich habe aber auch viele alte Menschen gesehen, die dank der Urin-Therapie innerhalb weniger Monate wieder jung und voller Leben aussahen. Natürlich ist Urin kein Wundermittel, aber auf jeden Fall der erste Schritt in Richtung Veränderung. Urintrinken ist wie eine gründliche Reinigungsaktion. Dabei werden nicht nur körperliche Giftstoffe entfernt, sondern auch alte Ängste, Denkmuster und begrenzende Ideen. Deshalb möchte ich alle älteren Menschen ermutigen: ›Entdecken Sie die Urin-Therapie, wagen Sie einen neuen Lebensabschnitt und werden Sie wieder jung!‹«

Trinken von Urin vgl. Seite 23ff.

Aus wissenschaftlichen Untersuchungen:

»Die Untersuchungen lassen vermuten, daß das Hormon DHEA, ein Bestandteil des Urins, dem Alterungsprozeß entgegenwirkt sowie gegen Krebs und Übergewicht hilft.«

■ Amalgamentfernung

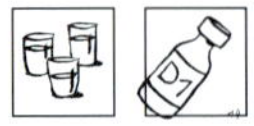

Anwendung

Amalgamfüllungen können, wie mehrfach bewiesen, körperliche Störungen verursachen. Ein Teil der Schwermetalle zirkuliert im Blut und wird somit auch im Urin ausgeschieden. Sie sollten die Amalgamfüllungen durch Kunststoff ersetzen lassen und dann den Körper mit Hilfe einer homöopathischen Kur soweit wie möglich von größeren Mengen Schwermetallen und deren Metaboliten befreien. Hier empfiehlt sich besonders eine homöopathische Potenzierung des eigenen Urins. Elektro-Akupunktur oder Kinesiologie können bei der Bestimmung, welche Potenzierungen am effektivsten sind, sehr hilfreich sein. Wenn Sie diese Möglichkeiten aber nicht zur Verfügung haben, können Sie auch ohne Bedenken mehrere oder alle Potenzierungen Ihres Urins gleichzeitig einnehmen. Dann ist die richtige auf jeden Fall dabei.

Wenn Sie noch nie eine Entgiftungskur gemacht haben, ist es ratsam, langsam zu beginnen: Nehmen Sie die Tropfen ein- bis zweimal pro Woche ein und steigern Sie die Häufigkeit in der zweiten Woche bis zur täglichen Einnahme. Nach der Entgiftung, also nach ca. zwei bis drei Wochen, können Sie den Urin tropfenweise pur einnehmen oder eine Trinkkur beginnen, um auf diese Weise den Körper ins Gleichgewicht zu bringen und zu regenerieren.

Tips

Eine Behandlung mit homöopathischen Potenzen der betreffenden Schwermetalle und anderer Giftstoffe ist der beste Weg, den Körper zu reinigen. Diese Behandlung läßt sich gut mit der homöopathischen Urinanwendung kombinieren. Weiterhin ist es sinnvoll, den Körper, vor allem die Leber und Nieren, bei der Entgiftung und Ausscheidung der gelösten Substanzen zu unterstützen. Suchen Sie sich eine fachkundige Begleitung, die Ihnen bei der Entgiftung zur Seite steht. Elektro-Akupunktur und Kinesiologie erleichtern das Aufspüren der toxischen Stoffe.

Amöbenruhr

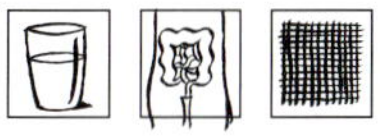

Siehe auch »Durchfall« *Seite 60f.*

Anwendung

Wenn Sie unter Durchfall leiden, kann dieser auch von einer Amöbenruhr verursacht werden. Eine Infektion mit diesen Einzellern kann man sich in tropischen und subtropischen Ländern zuziehen. Die Übertragung erfolgt durch Trinkwasser oder nicht gekochte Speisen. Eine Infektion kann jahrelang bestehen, bevor die Krankheit schleichend mit blutig-schleimigen Stuhlentleerungen und ohne Fieber beginnt. Trinken Sie täglich ein Glas Ihres Morgenurins. Wenn Sie sich daran gewöhnt haben, sollten Sie so schnell wie möglich einige Tage mit Urin und Wasser und/oder Kräutertees fasten, um den Darm zu reinigen. Hierbei helfen auch Darmspülungen. Zur Erleichterung von Bauchschmerzen können Sie sich warme Urin-Kompressen auf den Bauch legen.

Tips

Eines der besten Mittel gegen Amöben sind Papaya. Wenn Sie keine frischen Papaya zur Verfügung haben, verwenden Sie Präparate mit dem Wirkstoff Papain (erhältlich in Drogerien). Die Kerne der Papaya haben einen intensiven, scharfen, rettichartigen Geschmack und töten Darmparasiten, vor allem Amöben, ab. Eine andere Methode zur Bekämpfung von Parasiten im Verdauungstrakt ist die Anti-Parasiten-Kur (siehe *Seite 20f.*).

Persönliche Erfahrung

»Ich litt bereits seit 40 Jahren an Ekzemen und seit 20 Jahren an Amöbenruhr. Meine Ärzte versicherten mir, daß sich an diesem Zustand auch für den Rest meines Lebens nichts ändern würde. Doch zu meinem Erstaunen verschwanden beide Beschwerden durch das schöne Mittel Urin. Außerdem gab es noch einige positive Nebenwirkungen: Ich litt zudem unter Haarausfall und Schuppen, hatte das ganze Jahr über Risse an den Fußsohlen und den Lippen und regelmäßig Aphthen im Mund. Alle diese Beschwerden verschwanden.«

»Als ich nach Indien ging, bekam ich dort eine Amöbenruhr, und es ging mir sehr schlecht. Ich fühlte mich wie ein Zombie und hatte das Gefühl, daß die Amöben mich langsam verzehrten. Ein anderer Mann, der auch unter einer Amöbeninfektion gelitten hatte, fühlte sich jedoch viel besser. Er erzählte mir, daß er mit Urin gefastet hatte. Das wollte ich auch versuchen, und so fastete ich tagsüber und trank meinen Urin, und abends aß ich etwas. Das Resultat war verblüffend: Ich schied riesige Mengen Schleim aus, und nach drei Tagen fragten mich Bekannte, was mit mir passiert sei, ich sähe zehn Jahre jünger aus. Auch meine sexuelle Energie kam wieder in Schwung, und meine Freundin war erstaunt. Da auch sie mit Amöben infiziert war,

Ein Glas Morgenurin trinken vgl. Seite 24f.

Darmspülung vgl. Seite 25f.

Urin-Kompressen vgl. Seite 30f.

begann sie ebenfalls – obwohl erst skeptisch – mit der Urin-Therapie. Und gleichfalls mit Erfolg.«

Amputation

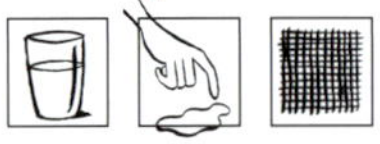

Anwendung

Waschen Sie den Stumpf mehrmals am Tag mit frischem Urin oder legen Sie regelmäßig Kompressen mit erwärmtem, altem Urin auf die Amputationswunde. Lassen Sie die Kompressen einige Stunden einwirken und die Stelle anschließend gut trocknen. Ein Glas Morgenurin jeden Tag unterstützt die Behandlung von innen.

Kompressen mit Urin vgl. Seite 30f.

Urin-Inhalation vgl. Seite 27f.

Ein Glas Morgenurin trinken vgl. Seite 24f.

Tips

Für die Kompressen können Sie zusätzlich Kräuter wie Thymian, Kamille, Beinwell und Spitzwegerich verwenden.

Zum Nachdenken

Bei Amputationen werden Teile des Körpers entfernt, die auf energetischer Ebene aber nach wie vor vorhanden sind. Phantomschmerzen sind ein Zeichen dafür. Dies zeigt uns, daß wir mehr sind als nur der physische Körper.

Persönliche Erfahrung

»Wir haben die Behandlung mit Urin einem Bekannten von uns empfohlen, der seit einer Amputation von 1945 große Probleme mit der Stumpfhaut hatte. Durch die Urin-Anwendung wurde die Haut glatt und schön und verströmt im Sommer auch keinen unangenehmen Geruch mehr. Der Mann war sehr glücklich.«

Angina

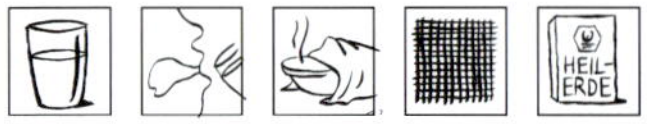

Siehe auch »Halsschmerzen« *Seite 72.*

Anwendung

Gurgeln Sie mehrmals täglich mit etwas frischem Urin. Gut sind auch Halswickel mit erwärmtem frischen oder alten Urin. Sie können den Wickeln zusätzlich Heilerde zufügen, die die Giftstoffe nach außen zieht. Inhalieren Sie mit frischem Urin, dem Sie ein Kräutergemisch (Eukalyptus und Pfefferminze) zusetzen. Um Ihre Abwehrkräfte zu stärken, können Sie Ihren Urin auch trinken – am besten mehrere Gläser Ihres Morgenurins pro Tag – und einige Tage mit Urin und Wasser fasten, bis die Angina geheilt ist.

Tips

Unterstützen Sie die Urin-Therapie mit Kompressen aus frischen Kohlblättern, Meerrettich oder kleingehackten Zwiebeln, um die toxischen Stoffe herauszuziehen. Gurgeln Sie mit Salzwasser oder Salbeitee und nehmen Sie Dampfbäder mit Kräutermischungen, empfehlenswert sind Eukalyptus und Pfefferminze. Ein gutes homöopathisches Mittel gegen Angina ist Lachesis (D12). Sie können den Mund- und Rachenraum auch mit Molke, einem natürlichen Desinfektionsmittel, spülen.

Persönliche Erfahrung

»Ich war ungefähr 11 Jahre alt und litt unter einer starken, vereiterten Angina. Ich konnte nicht mal mehr den Speichel hinunterschlucken und war dem Ersticken nah. Meine Großmutter griff zu dem alten Hausmittel Urin, und ich mußte mit Eigenurin einige Male gurgeln. Es kostete mich große Überwindung, aber es half rasch.«

Aphthen

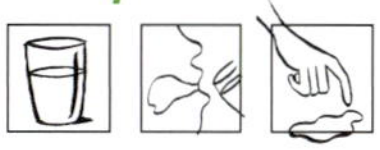

Anwendung

Gurgeln Sie regelmäßig etwa 10 bis 20 Minuten mit einem Schluck Urin oder halten Sie ihn so lange im Mund und spucken Sie ihn dann wieder aus. Sie können die Stellen im Mund auch mehrmals am Tag mit einem Wattestäbchen, das Sie vorher in Urin eingetaucht haben, betupfen.

Bei chronischen Fällen (Aphthosis, Stomatitis) ist oft das Immunsystem geschwächt. In einem solchen Fall empfiehlt es sich, zu einer intensiveren Urinanwendung überzugehen. Trinken Sie zum Beispiel jeden Tag ein Glas Ihres Morgenurins oder fasten Sie mit Urin und Wasser oder Kräutertees.

Tips

Rühren Sie grünen Lehm oder Heilerde mit etwas Wasser an und nehmen Sie einen Teelöffel davon in den Mund. Speicheln Sie das Ganze gründlich ein und spucken Sie es nach zehn Minuten wieder aus.

Gut ist es auch, die Aphthen mit einem hochwertigen Sonnenblumenöl zu behandeln, denn dies hat die Eigenschaft, Giftstoffe aufzunehmen. Nehmen Sie dazu einen Eßlöffel Öl in den Mund, kauen Sie 20 Minuten darauf herum und pressen Sie es durch die Zähne. Wenn es weiß und ganz flüssig geworden ist, spucken Sie es in den Abfalleimer.

Sie können zusätzlich mit Salbeitee gurgeln, denn dieser wirkt entzündungshemmend.

Da Aphthen auch eine allergische Reaktion auf chemische Zusätze, wie zum Beispiel Pestizide bei Obst, sein können, beobachten Sie genau, wann die Beschwerden auftreten und lassen Sie gegebenenfalls einen Allergietest machen.

Arthritis

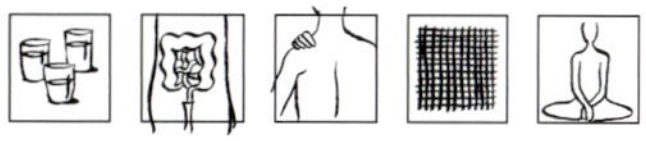

Anwendung

Es gibt verschiedene Formen der Arthritis. Die sogenannte rheumatische Arthritis (Gelenkrheumatismus) kann mit der Urin-Therapie behandelt werden. Trinken Sie dazu einen halben bis anderthalb Liter Urin pro Tag. Massieren Sie die schmerzenden Gelenke drei- bis viermal am Tag (oder häufiger) mit altem, erwärmten Urin ein. Der Urin kann dafür ohne weiteres sieben Tage oder älter sein. Sehr schmerzhafte Gelenke behandeln Sie am besten mit warmen Urin-Kompressen. Lassen Sie jede Kompresse etwa eine halbe Stunde einwirken. Machen Sie zusätzlich alle ein bis zwei Wochen eine Darmspülung, das reinigt die Därme und unterstützt die Heilung von innen. Bei schwerer rheumatischer Arthritis ist es gut, den Körper durch eine homöopathische Urinkur zu entgiften und anschließend zur intensiven Urin-Therapie überzugehen.

Gurgeln
vgl. Seite 26

Mehrere Gläser Urin pro Tag trinken
vgl. Seite 25

Körpermassage mit Urin
vgl. Seite 30

Darmspülung
vgl. Seite 25f.

Intensive Urinbehandlung
vgl. Seite 32ff.

Tips

Arthritis ist eine Stoffwechselkrankheit, bei der die Ernährung eine wichtige Rolle spielt. Sie sollten daher den Verzehr von tierischen Eiweißen, mit Ausnahme von Quark, soweit wie möglich einschränken. Essen Sie außer viel frischem Obst weitgehend gekochte und warme Speisen, vor allem viel frisches, gedünstetes Gemüse. Vermeiden Sie Gemüse, das unter der Erde wächst, Getreide und Hefeprodukte ebenso wie fettige und salzige Nahrungsmittel. Unterstützende Kräutertees zur Reinigung sind Brennessel, Birkenblätter und Ulmenspiere. Kombucha-Tee kann bei Arthritis eine gute Wirkung zeigen, ebenso ein Glas Kartoffelsaft jeden Morgen vor dem Frühstück. Massieren Sie die betroffenen Körperstellen regelmäßig mit erwärmtem Sesamöl ein.

Urin-Kompressen vgl. Seite 30f.

Zum Nachdenken

Bei rheumatischer Arthritis handelt es sich um Entzündungen, Steifheit und Schmerzen in den Gelenken, verursacht durch ein Immunsystem, das sich selbst angreift. Diese Beschwerden können durch tieferliegende, unterdrückte Gefühle verursacht werden, durch die wir uns selbst nicht akzeptieren und uns dadurch begrenzt (= Steifheit), wütend (= Entzündung) oder verbittert (= Schmerzen) fühlen.

Intensive Urinbehandlung vgl. Seite 32ff.

Persönliche Erfahrung

»Ich hatte in beinahe allen Gelenken Beschwerden mit rheumatischer Arthritis. Meine Hände, Beine und Finger waren so verformt, daß ich Schwierigkeiten hatte, mich alleine anzuziehen. Jahrelanges Experimentieren mit verschiedenen Behandlungsmethoden brachte keine Besserung. Dann begann ich mit der Urin-Therapie und trank allen Urin, den ich ausschied. Zusätzlich massierte mich meine Frau mit ihrem Urin ein. Gleichzeitig stellte ich meine Ernährungsgewohnheiten um und reduzierte meine Nahrung auf Gemüse und Fruchtsäfte. Das hielt ich sechs Monate lang durch und esse seitdem ausschließlich leicht verdauliche Kost. Jetzt, nach 18 Monaten Behandlung, hat sich mein Zustand um 90 Prozent gebessert.«

■ Arthrose

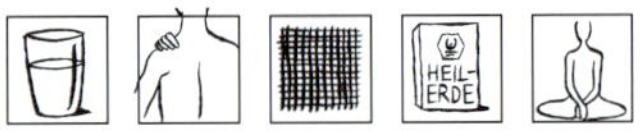

Trinken von Urin vgl. Seite 23ff.

Anwendung

Körpermassage mit Urin vgl. Seite 30

Trinken Sie regelmäßig ein Glas Ihres Morgenurins und steigern Sie die Menge allmählich auf mehrere Gläser pro Tag. Massieren Sie die entsprechenden Gelenke mehrmals am Tag mit Urin ein, oder tränken Sie ein Tuch in erwärmtem Urin und legen Sie diese Kompresse für eine halbe Stunde auf die betroffenen Stellen. Für eine Heilerde- oder Lehm-Urin-Packung mischen Sie Heilerde oder Lehm solange mit Urin, bis ein einheitlicher Brei entsteht. Tragen Sie diesen direkt oder mit einem Tuch auf die schmerzhaften Gelenke auf und lassen ihn eine halbe Stunde oder länger einwirken. Zwischendurch können Sie einige Tropfen Urin zufügen, so daß die Packung feucht bleibt (andernfalls bröckelt die Erde schnell ab). In ernsteren Fällen ist eine intensive Urinbehandlung zu empfehlen.

Tips

Reiben Sie die entsprechenden Gelenke vor der Urinbehandlung mit einer durchblutungsfördernden Salbe ein, damit die Giftstoffe schneller abtransportiert werden. Mistelpräparate, Bärlauch, Weißdorn, Brennessel und Ackerschachtelhalm als Tee oder Kompressen unterstützen die Urinbehandlung. Arthrose ensteht häufig durch Verschleiß der Knorpelsubstanz, möglicherweise können Sie mit einer gezielten Therapie, zum Beispiel Bewegungsübungen, die Muskeln kräftigen und so die Gelenke entlasten.

Persönliche Erfahrung

»Ich laborierte an einer beidseitigen Kniegelenkarthrose. Spritzen, Salben und Kur brachten keine Linderung. Die beiden Bücher ›Ein ganz besonderer Saft – Urin‹ und ›Die goldene Fontäne‹ wiesen mir den goldenen Weg: Urin-Therapie. Mit einer Trinkkur und Kompressen fühle ich mich heute mit fast 60 Jahren um die Hälfte jünger.«

Asthma

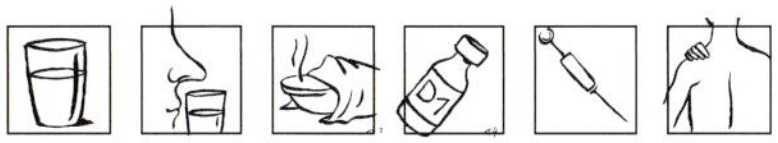

Anwendung

Trinken Sie regelmäßig Ihren Morgenurin und steigern Sie die Menge auf mehrere Gläser pro Tag oder machen Sie eine Fastenkur. Massieren Sie Ihren Körper, vor allem Brust und Rücken, mehrmals am Tag mit altem Urin ein. Das Lungengewebe wird durch Inhalieren mit Urin gestärkt, auch den Urin durch die Nase zu ziehen – Neti genannt –, hat einen positiven Einfluß auf Asthma.

Bei einem akuten Asthmaanfall bringen Injektionen schnelle Hilfe. Diese sollten jedoch nur fachkundig oder von einem Therapeuten verabreicht werden.

Bei tiefsitzendem chronischen Asthma kann die Urin-Therapie Ihnen zumindest zeitweise Erleichterung verschaffen, bei leichteren Formen besteht eine große Chance auf vollständige Besserung. (Doch ein Heilungsprozeß erfordert viel Zeit und Geduld.)

Bei früherem, langzeitigem Medikamentengebrauch, zum Beispiel Kortikosteroide, sowie bei schweren Fällen von Asthma, bei denen toxische Belastungen eine große Rolle spielen, ist eine homöopathische Verdünnung des Urins zur Entgiftung empfehlenswert. Während dieser homöopathischen Kur sollten Sie keinen oder nur wenig Urin trinken.

Tips

Fasten Sie für einige Zeit oder essen Sie in Kombination mit der Urin-Therapie für eine Periode nur Gemüse und Obst. Je mehr der Körper sich entgiften kann, um so besser. Diese Behandlung können Sie mit folgenden Kräutern als Tee getrunken oder in Kompressen auf der Brust unterstützen: Huflattich, Baldrianwurzel, Melisse, Johanniskraut, Thymian und Kamille.

Achten Sie generell darauf, was Sie essen. Vermeiden Sie Zucker, Fleisch, Milch oder Milchprodukte, Fett und Salz.

Zum Nachdenken

Asthma kann psychosomatische Ursachen haben. So kann es ein Zeichen für die Angst vor Unabhängigkeit sein, zum Beispiel von den Eltern oder einem Partner. Die Lungen atmen zwar Luft ein, aber beim Loslassen, dem Ausatmen der Luft, entsteht Panik. Asthma wird auch als »stiller Schrei« bezeichnet. Wir wollen gerne leben und unseren Platz einnehmen, aber gleichzeitig haben wir auch Angst davor und machen uns unbewußt klein.

Urin-Inhalation vgl. Seite 27f.

Nasenspülung vgl. S. 26f.

Urin-Injektionen vgl. Seite 28f.

Siehe auch Übung bei »Bronchitis« auf *Seite 54*.

Persönliche Erfahrung

»Ich litt unter starkem Asthma und mußte alle zwei bis drei Stunden einen Inhalator gebrauchen. Dann las ich eines Tages etwas über die Urin-Therapie. Ich hatte bei mir zu Hause vier Fläschchen mit Echinacea-Tropfen stehen, denen ich je zehn Tropfen Urin zufügte. Jeden Morgen und Abend nahm ich fünf Tropfen von der Mischung unter meine Zunge. An den ersten zwei Tagen konnte ich keine Veränderung feststellen. Doch am dritten Tag blieb das Asthma einfach aus – nichts mehr! Seither schlucke ich jeden Tag die Tropfen und habe keine Probleme mehr mit Asthma.«

Homöopathische Potenzierung vgl. Seite 28

»In unsere Praxis kam ein 32jähriger Mann, der schon sein ganzes Leben lang unter Asthma litt. Es war so schlimm, daß er Blut und Schleim hustete. Noch am selben Tag begann der Mann, mehrere Gläser seines Urins zu trinken. Des weiteren aß er seit diesem Tag keinen Zucker, kein Fleisch, kein Fett, keine Milch und Milchprodukte mehr. Zwei Wochen später waren seine asth-

matischen Beschwerden verschwunden und sein Immunsystem war viel stärker. Nach einem weiteren Monat war der Mann vollkommen vital und konnte sogar wieder Sport treiben.«

Augenbeschwerden

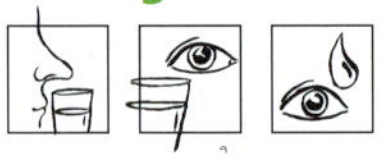

Anwendung

Augentropfen vgl. Seite 27

Augenbad vgl. Seite 27

Nasenspülung vgl. Seite 26f.

Träufeln Sie sich regelmäßig Urin in die Augen (präventiv, aber auch bei akuten Beschwerden). Sollte der Urin zu konzentriert sein und in den Augen brennen, mischen Sie ihn im Verhältnis 1:1 mit Wasser. Ein leichtes Brennen zu Beginn ist allerdings normal. Ein Augenbad hat den Vorteil, daß die Augen länger mit dem Urin in Kontakt bleiben. Augenbeschwerden können auch dadurch gelindert werden, daß Sie Urin durch die Nase hochziehen.

Bei ernsthaften Augenkrankheiten wie Infektionen oder plötzliche Blindheit (auch teilweise) sollten Sie selbstverständlich einen Augenarzt, Heilpraktiker oder Therapeuten aufsuchen.

Tips

Bei Reizungen oder leichten Entzündungen können Sie Ihre Augen mit Augenspülungen oder Kompressen aus Kräuterauszügen behandeln, zum Beispiel Augentrost oder Triphala Churna (eine ayurvedische Kräutermischung). Kompressen mit Rosenwasser haben eine beruhigende und kühlende Wirkung.

Bei Kurz- oder Weitsichtigkeit können Sie durch regelmäßige, spezielle Augengymnastik eine Besserung erzielen. Anleitungen erhalten Sie durch alternative Augenärzte, Yogadozenten oder entsprechende Literatur.

Zum Nachdenken

Unsere Augen sind das Fenster zur Welt, aber auch der Spiegel der Seele und unserer Emotionen. Mit der sogenannten Irisdiagnose können erfahrene Therapeuten eine vollständige Aussage über den Gesundheitszustand unseres Körpers machen. Probleme mit den Augen können manchmal ein Zeichen dafür sein, daß wir gewisse Dinge nicht oder nur auf eine bestimmte Weise sehen wollen.

Persönliche Erfahrung

»Ich begann mit der Urin-Therapie, als mehrere Augenärzte eine als unheilbar und nicht besserungsmöglich bezeichnete Augenkrankheit (Groenblad-Strandberg-Syndrom) diagnostizierten. Mein linkes Auge war fast blind, die Sehkraft des rechten Auges begann, stark nachzulassen. Da ich also ohnehin nichts mehr verderben konnte und trotz meines Alters (71 Jahre) sehr experimentierfreudig bin, begann ich, meine Augen mehrmals am Tage zu tropfen oder mit Urin zu baden. Schon nach kürzester Zeit verspürte ich ein angenehmes, kräftiges Gefühl in den Augen, und die große, fast schwarze Scheibe, die das linke Auge trübte, begann, transparent zu werden. Meine Augenärztin stellte zum erstenmal nach einem Vierteljahr erstaunt eine ›nicht zu übersehende Besserung‹ fest. Ich sagte ihr nichts von meiner Eigenharn-Behandlung und tropfte und wusch die Augen fleißig weiter. Jetzt, nach einem Jahr, kann ich mit dem linken Auge wieder sehen, wenn auch dunkler als mit dem rechten. Noch immer habe ich Schwierigkeiten, Farben zu erkennen, und manche Dinge sehe ich verzerrt, aber längst nicht mehr so schlimm wie vor einem Jahr.«

»Ich litt von einem Tag auf den anderen plötzlich unter einem Gerstenkorn an einem Auge. Meine Augenärztin verschrieb mir Antibiotika und wollte das Gersten-

korn nach den Osterfeiertagen herausschneiden. Über die Festtage badete ich das Auge regelmäßig in frischem Urin. Fast direkt hörte das Jucken auf, und zwei Tage später war von dem Gerstenkorn nichts mehr zu sehen.«

Autoimmunkrankheiten

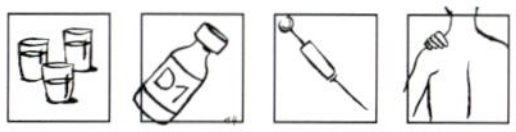

Anwendung

Bei Immunkrankheiten ist es wichtig, mit kleinen Mengen Urin zu beginnen, da der Körper sehr sensibel reagieren kann. Vor allem bei Schwermetallvergiftungen sollten Sie dies beachten, da sich Anteile der Schwermetalle auch im Urin befinden. Beginnen Sie die Entgiftung mit einer homöopathischen Urinkur. Massieren Sie die Akupunkturpunkte, zum Beispiel die Ohren oder Fußsohlen, mit Urin ein. Massieren Sie dazu den Urin mit kreisenden Bewegungen sorgfältig über das ganze Ohr oder auf den Fußsohlen ein. Später können Sie dann größere Mengen (ab drei Gläser) trinken und eine intensivere Behandlung anwenden. Körpermassagen fördern die Ausscheidung der Giftstoffe über die Haut. Auch Urin-Injektionen können die Behandlung unterstützen, müssen allerdings fachkundig verabreicht werden.

Tips

Empfehlenswert ist eine zusätzliche homöopathische Entgiftung der Schwermetalle, auch sollten Sie alle Metalle im Mund (Amalgam, Gold etc.) entfernen lassen. Lassen Sie sich auf Lebensmittel-Allergien testen und suchen Sie andere Verursacher, zum Beispiel schädliche Baumaterialien oder giftige Dämpfe.

Zum Nachdenken

Wenn das Immunsystem sich selbst angreift oder übersensibel auf Reize von außen reagiert, kann Kritik an der eigenen Person oder der äußeren Welt die Ursache sein. Sobald wir merken, daß wir kritisch oder wütend auf uns und andere sind, ist es an der Zeit, diese Gefühle auf konstruktive Weise zum Ausdruck zu bringen und sie nicht nach innen, gegen uns selbst, zu richten.

Persönliche Erfahrung

»Da mein Buchklub mir versehentlich ein Buch über die Urin-Therapie schickte, kam ich ganz unverhofft damit in Kontakt.

Ich litt schon jahrelang an einer Autoimmunkrankheit (Sklerodermie) und hatte starke Schmerzen und allerlei Beschwerden (plötzlicher Verlust des Augenlichts oder der Gehfähigkeit, ein Hörsturz nach dem anderen, Stuhlgang oft entfärbt und vieles mehr), für die die Ärzte keine Hilfe wußten. Ich wurde als ›schulmedizinisch austherapiert‹ bezeichnet. Dann begann ich mit der Urin-Therapie. Zuerst trank ich dreimal am Tag je 20 Tropfen Morgenurin in einem Glas Orangensaft. Einige Probleme verbesserten sich, so ließen die Schmerzen in meinen Gelenken nach – welch ein Geschenk! Nach vier Monaten innerlicher und äußerlicher Anwendung konnte ich mehr als 20 Medikamente absetzen! Ich fühlte mich frischer und klarer im Kopf. Ich ließ alle Amalgam- und Palladiumplomben entfernen, und eine Entgiftung wurde eingeleitet. Jetzt trinke ich dreimal täglich drei Schnapsgläser Urin vermischt mit Orangensaft und bin ein ganz anderer Mensch geworden. Mein Augenarzt, Internist, Rheumatologe, Hausarzt und mein Mann sind verblüfft über meine zunehmende Heilung.«

Homöopathische Potenzierung vgl. Seite 28

Mehrere Gläser Urin pro Tag trinken vgl. Seite 25

Körpermassage mit Urin vgl. Seite 30

Urin-Injektionen vgl. Seite 28f.

Bauchspeicheldrüsenbeschwerden

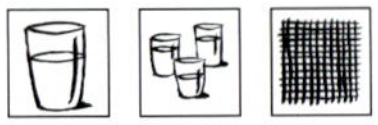

Siehe auch »Diabetes« *Seite 59.*

Anwendung

Trinken vn Urin vgl. Seite 23ff.
Urin-Kompressen vgl. Seite 30f.
Augenbad vgl. Seite 27
Augentropfen vgl. Seite 27

Trinken Sie regelmäßig ein Glas Ihres Morgenurins oder mehrere Gläser pro Tag – je nach Beschwerden. Legen Sie mehrmals in der Woche warme Urin-Kompressen für eine halbe Stunde oder länger auf den Bereich der Bauchspeicheldrüse, bei ernsthaften Beschwerden jeden Tag. Dabei ist es ratsam, für ein paar Tage mit Urin und Wasser zu fasten.

Tips

Die Bauchspeicheldrüse sollte gut durchblutet sein. Warme Kompressen oder eine Wärmflasche fördern die Durchblutung ebenso wie kräftige Zwerchfell-Atemübungen (ein guter Yogalehrer kennt Anleitungen). Vermeiden Sie Zucker und Zuckerprodukte. Gut sind Papaya (siehe *Seite 43*), Molke oder Pancrayur (ayurvedische Medizin).

Zum Nachdenken

Die Bauchspeicheldrüse reguliert den Blutzuckerspiegel des Organismus. Sie ist ein Spiegelbild für die Süße des Lebens. »Süße« und »Liebe« haben sehr viele Gemeinsamkeiten. Achten Sie doch einmal darauf, wie sehr Gefühle in unserem Sprachgebrauch mit Geschmacksrichtungen verwoben sind: Ver»bitter«ung, »sauer« sein.

Nehmen Sie sich einen Moment der Stille und Entspannung. Richten Sie Ihre Aufmerksamkeit nach innen. Fühlen Sie dort Ihr Verlangen nach Süße und Liebe. Betrachten Sie die Wege, auf denen Sie versuchen, Liebe zu erlangen. Lassen Sie jetzt alle Vorstellungen, Liebe von außen bekommen zu müssen, wie einen Ballon los.

Bindehautentzündung (Konjunktivitis)

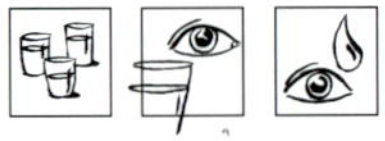

Siehe auch »Augenbeschwerden« *Seite 48.*

Anwendung

Nehmen Sie mehrmals am Tag ein Augenbad mit frischem Urin, eventuell mit etwas Wasser verdünnt. Hilfreich ist es auch, einige Tropfen Urin ins Auge zu träufeln. Bei einer schweren Bindehautentzündung sollten Sie den Urin zusätzlich trinken oder zur intensiveren Urinbehandlung übergehen, um Ihr Immunsystem zu stärken und die Heilung von innen zu unterstützen.

Tips

Eine Bindehautentzündung ist eine Infektionskrankheit und sollte entsprechend behandelt werden. Vermeiden Sie scharfe Gewürze. Ein Augenbad mit Triphala Churna (ayurvedisches Kräutergemisch) ist bei Augen besonders hilfreich, ebenso Kompressen mit Kamillentee. Rosenwasser zum Betupfen oder als Kompressen wirkt kühlend und beruhigend.

Persönliche Erfahrung

»Auf der Rückreise aus Indien fing ich mir im letzten Moment in Bombay noch eine Konjunktivitis ein. Im Flugzeug waren meine Augen zu Beginn völlig vereitert. Ich ging also hin und wieder auf die Toilette und betupfte und reinigte sie mit einem Papiertaschentuch, das ich mit Urin getränkt hatte. Schon schnell wurde die Entzündung besser und verschwand.«

Blasenentzündung

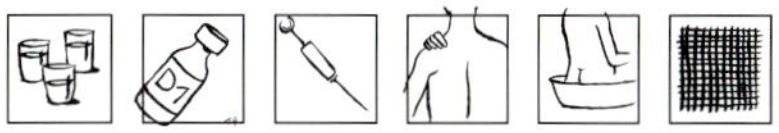

Anwendung

Bei einer schweren Entzündung sollten Sie den Urin zuerst nur tropfenweise einnehmen und die Menge langsam steigern. Das ist vor allen Dingen dann wichtig, wenn sich Eiter im Urin befindet, denn in dem Fall ist der Urin nicht mehr steril. Bei Blasenentzündungen sind besonders homöopathische Potenzierung oder Injektionen mit sterilisiertem Urin sehr wirksam. Injektionen sollten ausschließlich fachkundig verabreicht werden. Handelt es sich nur um eine leichte Entzündung, können Sie ohne weiteres zwei- bis dreimal am Tag ein halbes Glas Urin trinken. Kompressen und Massagen mit erwärmtem Urin auf dem Unterbauch und den Genitalien (etwa ein- bis zweimal am Tag) unterstützen den Heilungsprozeß von außen. Sitzbäder mit warmem Urin und Kräuterzusätzen (Löwenzahn, Ackerschachtelhalm oder Gelbe Taubnessel) wirken heilend und außerdem wohltuend und entspannend.

Tips

Warme Kompressen und Sitzbäder sind die beste Behandlung für eine leichte Blasenentzündung, wie sie schnell durch Kälte entstehen kann. Chronische Blasenentzündungen werden oft von Bakterien verursacht und sollten entsprechend behandelt werden. Trinken Sie Kräutertees wie Löwenzahn, Ackerschachtelhalm oder Gelbe Taubnessel.

Zum Nachdenken

Eine Entzündung der Blase oder der Urinwege scheint im Widerspruch zu der heilenden Wirkung des Urins zu stehen. Warum entzünden sich Stellen im Körper, die ständig mit Urin in Berührung sind? Der Urin hat direkt im Körper meist keine heilende Wirkung, doch wenn man ihn wieder durch Trinken, Injektionen, Massagen oder Darmspülungen zurückführt, erhält der Organismus auf diese Weise die körpereigenen Informationen als Fremdkörper und kann so Abwehrstoffe gegen die Krankheitserreger bilden. Man spricht dann auch von Selbst-Impfung.

Persönliche Erfahrung

»Ich mußte nachts immer mehrere Male aus dem Bett, um meine Blase zu entleeren. Seit ich die homöopathische Potenzierung meines Urins einnehme, ist das Problem vollständig verschwunden.«

Homöopathische Potenzierung vgl. Seite 28

Urin-Injektionen vgl. Seite 28f.

Körpermassage mit Urin vgl. Seite 30

Sitzbad vgl. Seite 30

Blasen und Druckstellen

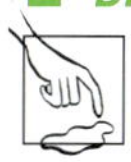

»Brandblasen« siehe »Verbrennungen« *Seite 115.*

Anwendung

Tränken Sie ein Tuch in frischem oder altem Urin und legen Sie es auf die Blasen oder bestreichen Sie die Stellen regelmäßig mit Urin. Bei Blasen an den Füßen können Sie die Socken direkt mit Urin befeuchten, das schützt auch bei langen Wanderungen vor Blasen. In neue Schuhe können Sie vorbeugend urinieren und sie erst danach einlaufen. Dieser Trick ist auch bei Soldaten bekannt.

Tips

Schmerzende Blasen werden durch Beinwell-Blätter in den Schuhen gelindert.

Persönliche Erfahrung

»Nach einer Wanderung entfernte ich erst die schmerzhafte Blase an meinem Fuß und behandelte sie dann

nachts mit einer Urin-Kompresse, die ich mehrmals erneuerte. Am nächsten Morgen war beinahe nichts mehr von der Blase zu sehen.«

»Als Kind hatte ich oft Beschwerden mit meinen neuen Schuhen. Meine Mutter sagte mir dann, ich solle einfach in meine Schuhe pillern. Und tatsächlich: Die Schuhe verursachten keinen heftigen Schmerz mehr.«

Blaue Flecken

Siehe »Schürfwunden« *Seite 108.*

Blinddarmreizung

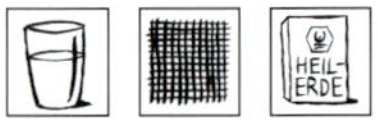

Anwendung

Bei einer akuter Blinddarmentzündung sollten Sie immer zuerst einen Arzt aufsuchen. Bei leichten, immer wiederkehrenden Blinddarmreizungen empfiehlt es sich, jeden Tag ein Glas Morgenurin zu trinken oder ein paar Tage mit Urin und Wasser oder Kräutertees zu fasten. Legen Sie sich Urin-Kompressen oder Heilerde-Urin-Packungen auf den Unterbauch, das wirkt beruhigend.

Ein Glas Morgenurin trinken vgl. Seite 24f.

Urin-Kompressen vgl. Seite 30f.

Heilerde-Urin-Packungen vgl. Seite 31

Tips

Suchen Sie bei Verdacht auf akute Blinddarmentzündung zuerst einen Arzt auf. Heilerde-Kompressen und Brombeerblättertee wirken beruhigend auf den Blinddarm.

Zum Nachdenken

Der Blinddarm ist ein wichtiger Teil unseres Immunsystems, dessen Bedeutung für lange Zeit nicht bekannt war – man behauptete sogar, daß er keinerlei Funktion hätte. Heute entfernt man einen Blinddarm auch nur noch, wenn es unbedingt notwendig ist. Genau wie beim Urin erkennt man heutzutage wieder den Wert von etwas, was lange Zeit als unnütz galt.

Blutarmut (Anämie)

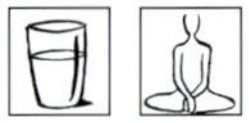

Anwendung

Blutarmut wird durch einen Mangel an roten Blutkörperchen oder Hämoglobin (bindet den Sauerstoff) verursacht. Trinken Sie zur allgemeinen Stärkung jeden Tag ein Glas Morgenurin. Wenn die Anämie mit einer anderen Krankheit einhergeht oder Ihr Gesundheitszustand generell geschwächt ist, empfiehlt sich eine intensive Urinbehandlung.

Tips

Natürliche Eisenpräparate, zum Beispiel Loh Basma (ayurvedisches Mittel) und Urzucker (Melasse, Jaggery/Ghur) unterstützen die Hämoglobinbildung. Kombinieren Sie Eisenpräparate mit Ingwer und Zimt, um Problemen beim Verdauungsprozeß vorzubeugen. Trinken Sie zusätzlich Kräutertees wie Odermennig, Brennessel oder Frauenmantel.

Persönliche Erfahrung

»Meine Mutter litt als junges Mädchen unter einer so schlimmen Anämie, daß sie nicht mehr auf dem Bauernhof mitarbeiten konnte. Eine Zigeunerin riet ihr, jeden Morgen eine Tasse des Mittelstrahls des ersten Urins zu trinken, und sie könne gewiß sein, daß es ihr helfen würde. Und so war es, meine Mutter ist heute 90 Jahre alt und noch geistig und körperlich fit.«

Blutdruck

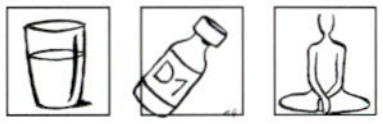

Anwendung

Wenn Sie unter einem erhöhten Blutdruck leiden, der salzbedingt ist, sollten Sie nur kleine Mengen (ein paar Tropfen bis ein Schnapsglas) Urin trinken. Da er selbst sehr salzig sein kann, würde sich der Blutdruck sonst nur noch weiter steigern. Besser ist hier eine homöopathische Verdünnung des Urins. Nach und nach können Sie die Menge auf einige Tropfen bis hin zu einem Glas Morgenurin täglich steigern. Erhöht sich aber gleichzeitig Ihr Blutdruck, müssen Sie die Menge des Urins wieder reduzieren.

Ist der erhöhte Blutdruck nicht salzbedingt, ist das Trinken oder eine intensive Urinanwendung zu empfehlen. Auf letztere sollten Sie den Körper durch eine allgemeine Entgiftung vorbereiten. Lassen Sie die Behandlung von einem erfahrenen Therapeuten oder einer fachkundigen Person überwachen.

Trinken Sie bei zu niedrigem Blutdruck regelmäßig ein Glas Morgenurin. Wenn Sie zusätzlich unter anderen Krankheiten leiden, können Sie die Menge eventuell auf mehrere Gläser pro Tag erhöhen oder die intensive Urinbehandlung anwenden.

Tips

Essen Sie bei hohem Blutdruck weniger Salz und mehr Getreide (Buchweizen, ungeschälter Reis) und viel rohes Gemüse, Knoblauch und Bärlauch. Schränken Sie den Verzehr von Hülsenfrüchten, Fleisch, Käse und Eiern ein. Empfohlene Kräutertees sind Weißdorn, Hirtentäschelkraut und Mistel.

Essen und trinken Sie bei zu niedrigem Blutdruck Produkte, die die Vitalität erhöhen. Dazu zählen Algen (zum Beispiel Spirulina), Bienenpollen oder Propolis (ein Bienenprodukt), Wein und Karottensaft. Hilfreiche Kräutertees sind Weißdorn, Hirtentäschelkraut und Rosmarin.

Zum Nachdenken

Unser Blut steht symbolisch für das Zirkulieren von Liebe und Vitalität in unserem Körper. Erhöhte emotionale Energie (Wut, Trauer, Schmerz) läßt den Blutdruck in die Höhe schnellen. Niedriger Blutdruck kann ein Zeichen dafür sein, daß die Liebe und die Lebenskraft in unserem Leben zu kurz kommen.

Trinken von Urin vgl. Seite 23ff.

Homöopathische Potenzierung vgl. Seite 28

Persönliche Erfahrung

»Seit einiger Zeit beschäftige ich mich mit der Urin-Therapie, da bei mir eine Geschwulst mit Metastasen festgestellt worden war. Inzwischen geht es mir – dank der Urin-Therapie – schon viel besser. Mein Blutdruck lag lange Zeit bei 270/170 und ist jetzt auf 170/90 abgesunken. Ich konnte alle Medikamente absetzen. Schwere Kopfschmerzen gehören der Vergangenheit an.«

Intensive Urinbehandlung vgl. Seite 32ff.

»Ich kenne Urin schon lange als Mittel gegen Warzen. Nachdem ich aber Ihr Buch ›Die goldene Fontäne‹ wie einen spannenden Roman gelesen hatte, begann ich auch direkt mit dem Trinken. Zwar stellten sich Begleiterscheinungen ein, wie starker Husten, hohes Fieber, allgemeines Schwächegefühl etc., trotzdem machte ich nach einer Pause damit weiter. Seitdem bekomme ich kaum noch Erkältungen, die mich früher vor allem im Winter grundsätzlich verfolgten, meine Periode kommt regelmäßiger, Sonnenbrände werden erfolgreich abgewendet. Vor allem durfte ich vor einigen Tagen zum ersten Mal Blut spenden. Vorher wurde es bei mir immer abgelehnt wegen zu niedrigem Blutdruck.«

Bronchitis

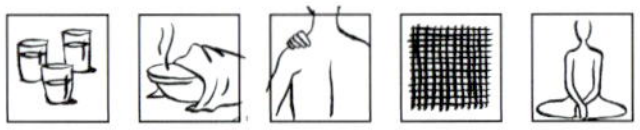

Anwendung

Trinken von Urin vgl. Seite 23ff.

Trinken Sie ein bis zwei Gläser Urin pro Tag und massieren Sie – vor allem bei schwerer Bronchitis – ein- bis zweimal am Tag den Rücken und die Brust für etwa zehn Minuten mit frischem oder altem Urin ein oder legen Sie Urin-Umschläge auf. Bei sehr schwerer Bronchitis empfiehlt sich eine intensive Urinbehandlung mit eventuellem Fasten. Sie können den Urin auch inhalieren, um die Symptome zu lindern. Mischen Sie den erhitzten Urin dazu mit heilenden Kräutern oder ätherischen Ölen, zum Beispiel Eukalyptus, Lavendel, Muskatellersalbei und Rosmarin.

Urin-Kompressen vgl. Seite 30f.

Urin-Inhalation vgl. Seite 27f.

Tips

Trinken Sie rohen Rettichsaft. Unterstützende Kräuter sind Bärlauch, Knoblauch, Huflattich, Thymian, Spitzwegerich, Ackerschachtelhalm und Holunderblüten. Das Einatmen von Aromaölen, zum Beispiel Eukalyptus, Lavendel, Muskatellersalbei und Rosmarin (über Aromalampe oder Verstäuber), wirkt lindernd und heilend.

Zum Nachdenken

Nehmen Sie sich regelmäßig einen Moment Zeit für die folgende Übung: Beobachten Sie Ihren Atem. Denken Sie dabei an die Wellen des Meeres, die regelmäßig kommen (einatmen) und gehen (ausatmen). Lassen Sie mit jeder Welle heilende und beruhigende Energie einströmen und mit dem Ausatmen unangenehme und negative Gefühle herausströmen.

Persönliche Erfahrung

»Wunderbar. Ich bin 52 Jahre alt und leide seit 35 Jahren an einer chronischen Bronchitis. Verschiedenste Behandlungsweisen, von Antibiotika- bis Anti-Allergen-Behandlungen, waren erfolglos. Ich stellte meine Lebens- und Eßgewohnheiten um, da ging es mir schon etwas besser, aber gesund war ich immer noch nicht. Vor einigen Monaten hörte ich dann von der Urin-Therapie. Ich brach in schallendes Gelächter aus, doch auf der anderen Seite dachte ich: ›Ich leide schon 35 Jahre unter ernsthaften Beschwerden. Also, warum soll ich es dann nicht einfach mal ausprobieren?‹ Gedacht, getan. Ich begann mit einer Urin-Kur, kombiniert mit gesunder Ernährung. Ich aß hauptsächlich rohes Gemüse, Keimlinge und Obst, außerdem leicht gekochtes Gemüse und Getreide. Ich trank drei Gläser Urin pro Tag. Nach einem Monat hatte der Husten ein Ende. Heute fühle ich mich topfit und voller Vitalität. Die Urin-Therapie hat mir gezeigt, daß der Organismus über wunderbare Selbstheilungskräfte verfügt.«

Bulimie

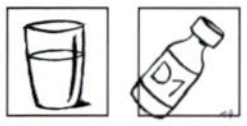

Siehe auch »Depressionen« *Seite 58f.*

Anwendung

Als Bulimie bezeichnet man eine Störung des Eßverhaltens mit Heißhunger und anschließend selbst herbeigeführtem Erbrechen.

Trinken Sie regelmäßig den Morgenurin und bei starkem Verlangen nach Essen nochmals ein Glas. Der Morgenurin reguliert aufgrund seines Hormongehaltes den Hormonhaushalt, was ausgleichend auf die Psyche wirkt. Außerdem enthält er viele Mineralien und Vitamine und wirkt sättigend. Wenn Sie zu Beginn Ekel vor dem Trinken Ihres Urins verspüren, gewöhnen Sie sich langsam daran, indem Sie nur Tropfen, mit

Wasser oder Saft gemischt, oder die homöopathische Potenzierung einnehmen.

Tips

Essen Sie, was sie gerne mögen, vor allem frische und ausgewogene Kost. Verschiedene Kräuter, zum Beispiel Mistel, helfen, den Hormonhaushalt (die Brücke zwischen Psyche und Körper) ins Gleichgewicht zu bringen. Die Bach-Blüten- und die Aromatherapie bieten Unterstützung im psychosomatischen Bereich. Einige Betroffene berichteten, wie hilfreich es für sie war, mit anderen Menschen über ihre Eßstörung zu sprechen.

Zum Nachdenken

Bei Bulimie spielt es oft eine große Rolle, ob man sich so akzeptieren kann, wie man ist und ob man das Leben, wie es ist, genießen kann. Je mehr wir mit uns im reinen sind, um so weniger müssen wir unseren Frust oder Schmerz durch Essen kompensieren. Wir müssen lernen, das Leben zu genießen, das wir auch durch die Nahrung aufnehmen. Die Urin-Therapie zeigt uns, daß wir eine Nahrungsquelle in uns haben.

Persönliche Erfahrung

»Ich litt an Bulimie und Übergewicht. Diäten halfen mir nicht, da sie nichts an den psychischen Ursachen änderten. Schließlich stieß ich auf eine Gruppe, die mit Selbsterfahrung und spirituellem Wachstum arbeitete. Dort begriff ich zum ersten Mal, daß ich meine Einstellung mir gegenüber verändern mußte. Ich lernte, mich selbst zu lieben und zu akzeptieren. Als ich von der Urin-Therapie hörte, dachte ich, daß das eine Möglichkeit sei, mir zu beweisen, daß ich dieses Ziel erreicht hatte. Ich trank am Tag mehrere Gläser meines Urins und fühlte keinerlei Ekel. Mich überfiel ein inneres Gefühl der Begeisterung. Mein Körper schien auf eine subtile Weise ins Gleichgewicht zu kommen. Ich fühlte mich so gut, daß mein übermäßiges Bedürfnis zu essen schwand. Ich hatte keine Freßattacken mehr und folglich erbrach ich auch nicht mehr. Wenn ich etwas Obst aß, verspürte ich noch Stunden später ein Sättigungsgefühl. Meine Vitalität nahm zu und mein Gewicht ab. Für mich begann ein neues Leben voller Kreativität, Jugendlichkeit und Enthusiasmus.«

Homöopathische Potenzierung vgl. Seite 28

Candida-Mykose

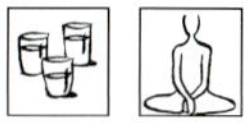

Anwendung

Für die erfolgreiche Behandlung einer Candida-Infektion brauchen Sie viel Zeit und Geduld. Trinken Sie zu Beginn mehrere Gläser Urin pro Tag und befolgen Sie eine Anti-Candida-Diät (kein Zucker, kein Fleisch, keine Weißmehlprodukte und wenig Obst). Gehen Sie dann langsam zur intensiven Urinbehandlung über und fasten Sie mindestens eine volle Woche lang mit Urin und Wasser oder Kräutertees. Die besten Resultate erzielen Sie, wenn Sie diese intensive Urinbehandlung drei bis vier Wochen durchziehen und dabei sehr große Mengen Urin (möglichst alles, was Sie ausscheiden) trinken sowie eine strikte Diät befolgen. Fragen Sie einen Ernährungsberater.

Mehrere Gläser Urin pro Tag trinken vgl. Seite 25

Intensive Urinbehandlung vgl. Seite 32ff.

Tips

Sehr hilfreich ist die Anti-Parasiten-Kur von Hulda Clark (siehe *Seite 20f.*). Vermeiden Sie Alkohol und während einer intensiven Urinbehandlung auch Geschlechtshormone. Lassen Sie Amalgam und andere Metalle aus Ihrem Gebiß entfernen. In den letzten Jahren gab es viele neue Erkenntnisse über Candida-Infektionen. Informieren Sie sich über die verschiedenen Methoden und behandeln Sie sich mit der Therapie, die zu Ihnen paßt.

Zum Nachdenken

Pilzinfektionen weisen auf eine Übersäuerung unseres Organismus und auf eine Schwäche des Immunsystems hin. Unser Körper ist aus dem Gleichgewicht. Pilze im Körper können uns darauf hinweisen, daß wir Dinge zu lange liegengelassen haben, vor allem solche, die »versauern«, zum Beispiel Gefühle wie Wut und Unzufriedenheit.

Persönliche Erfahrung

»Wie mein Heilpraktiker mit der Elektroakupunktur feststellen konnte, waren mein Dünn- und Dickdarm mit einem Pilz, Candida albicans, *besiedelt. Um etwas dagegen zu tun, begann ich vor drei Monaten mit der Urin-Therapie. Ich trank zuerst meinen gesamten Morgenurin. Parallel wurde ich vier Wochen lang mit einem Nystatinpräparat behandelt. Der Darmpilz ist mittlerweile nicht mehr nachweisbar, was für mich zu einem großen Teil auf das Trinken und die Darmspülungen mit Eigenharn zurückzuführen ist.«*

■ CFS (Chronic fatigue disease = Chronisches Müdigkeitssyndrom)

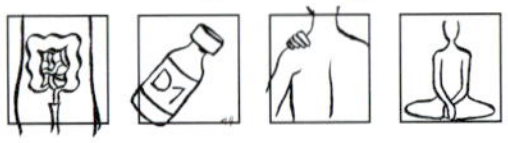

Anwendung

Homöopathische Potenzierung vgl. Seite 28

Beginnen Sie mit einer niedrigen Dosis Urin, am besten mit einer homöopathischen Anwendung. Damit gibt man dem Körper die Möglichkeit, sich von Schwermetallen und anderen schädlichen Substanzen zu befreien. Nach der homöopathischen Anwendung können Sie langsam zu einer intensiven Urinbehandlung übergehen. Darmspülungen (einmal pro Woche) helfen beim Reinigen der Därme, und Körpermassagen mit (altem) Urin sorgen für eine Revitalisierung von außen und unterstützen die Ausscheidung unerwünschter Stoffe. Massieren Sie sich jeden Tag ca. 10 bis 20 Minuten lang gründlich mit frischem und wenigstens einmal pro Woche auch mit altem Urin.

Intensive Urinbehandlung vgl. Seite 32ff.

Tips

Die Entgiftung des Körpers ist der Schlüssel zur Behandlung von CFS. Das kann zusätzlich durch homöopathische Präparate, die speziell auf Vergiftungen mit Schwermetallen oder andere Substanzen abgestimmt sind, unterstützt werden. Die richtigen Mittel können Sie mit Hilfe von Elektro-Akupunktur oder Kinesiologie austesten lassen. Bei CFS empfiehlt es sich auch, mögliche elektrische Störfelder, vor allem im Schlafzimmer, zu vermeiden (alle elektrischen Apparate aus dem Schlafzimmer verbannen und nach Möglichkeit den Strom in der Nacht ausstellen). Wenden Sie bei Schlafproblemen natürliche Schlafmittel oder -methoden an, denn nur diese liefern auf lange Sicht echte Ruhe und Erholung für Körper, Geist und Seele. Siehe dafür auch »Schlafstörungen« *Seite 104f.*

Unterstützende Kräuter sind belebende und frische Sorten wie Kombucha-Tee, Rosmarin, Pfefferminze, Zitronengras und Verbena (Eisenkraut).

Zum Nachdenken

CFS ist eine moderne Erkrankung des Abwehrsystems, die durch die herkömmliche Medizin kaum akzeptiert und behandelt wird. Darum sind viele betroffene Menschen auf der Suche im Bereich der alternativen Heilkunde.

Das chronische Müdigkeitssyndrom führt zu körperlicher und geistiger Leistungsschwäche und überhöhtem Schlafbedürfnis. Man verliert die Lust am Leben. Die Ursache können Traumata wie intensive, vielleicht unverarbeitete Erlebnisse aus der Vergangenheit oder allgemeine Fragen nach dem Sinn des Lebens sein. Gerade mit diesen Fragen werden wir alle einmal mehr oder weniger intensiv konfrontiert, denn wir leben in einer sich schnell verändernden Welt, in der viele von uns Zweifel darüber haben, was die wirklichen Werte des Lebens sind.

Colitis mucosa

Siehe »Darmentzündungen« *Seite 57f.*

Cytomegalo-Virus (CMV)

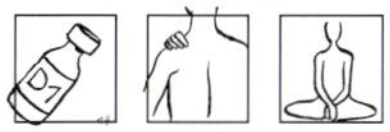

Anwendung

CMV ist ein Herpesvirus und scheint bei der Entstehung von Krebs eine Rolle zu spielen. Eine gute Möglichkeit, den Virus zu bekämpfen, ist die intensive Urinanwendung. Sollte eine intensive Urinbehandlung zu Beginn zu viel für Sie sein, können Sie Ihren Körper zuerst entgiften, indem Sie kleinere Mengen Urin trinken, Massagen mit Urin durchführen und/oder homöopathische Urinpotenzierungen, eventuell kombiniert mit anderen natürlichen Mitteln, einnehmen.

Persönliche Erfahrung

»Eine Frau, bei der im Krankenhaus Gebärmutterkrebs festgestellt worden war, kam in unser Gesundheitszentrum. Die Frau war extrem schwach und sehr krank. Mit unserem Diagnoseverfahren stellten wir eine CMV-Infektion im gesamten Körper fest. Wir verordneten ihr folgende Kur: Zwei Liter speziell für sie ausgetestete Kräutertees pro Tag mit Honig und Zitrone trinken; jeden Tropfen Urin trinken (bis zu vier Litern pro Tag); täglich Heilerde-Kompressen, mit Urin gemischt, auf den Magen und die Gebärmutter legen; mehrmals pro Tag heiße Fußbäder; so wenig wie möglich essen und regelmäßige Massage ihrer Thymusdrüse. Nach einer Woche ging es ihr etwas besser und nach zwei Wochen hatte sie schon wieder so viel Energie, um eine Runde spazierenzugehen. Nach vier Wochen waren die Abwehrkräfte deutlich gestärkt, und die Tests auf Viren, Parasiten und Krebs waren negativ.«

Darmentzündungen

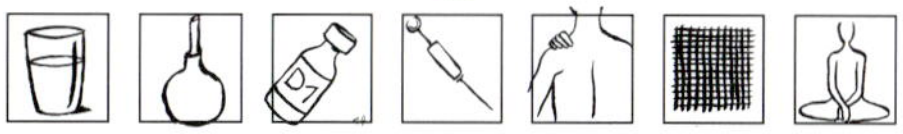

Anwendung

Bei Colitis mucosa sollten Sie regelmäßig ein Glas Ihres Morgenurins trinken und ab und zu ein Klistier durchführen. Bei akuten Anfällen hilft es, ein paar Tage mit Urin und Wasser oder Kräutertees zu fasten und zusätzlich den Bauch mit Urin zu massieren oder Urin-Kompressen aufzulegen.

Klistier
vgl. Seite 25

Urin-Kompressen
vgl. Seite 30f.

Morbus Crohn erfordert eine sehr intensive Urinbehandlung (Fasten, möglichst einige Wochen) und eventuell auch Urin-Injektionen. Suchen Sie sich dafür eine fachkundige Hilfe.

Trinken von Urin
vgl. Seite 23ff.

Leiden Sie zusätzlich unter Lebensmittelallergien oder Schwermetallvergiftungen, können Sie vorher für zwei bis vier Wochen homöopathische Potenzierungen Ihres eigenen Urins einnehmen (eventuell neben anderen entgiftenden Methoden).

Körpermassage
mit Urin
vgl. Seite 30

Urin-Injektionen
vgl. Seite 28f.

Tips

Morbus Crohn gilt zwar als ernsthafte Krankheit, kann aber mit natürlichen Mitteln geheilt werden. Dafür benötigt man jedoch Geduld und Ausdauer. Eine spezielle Diät (siehe »Candida-Diät« *Seite 55*) spielt hierbei eine wichtige Rolle. Das Fasten mit Urin können Sie durch eine homöopathische Behandlung, Vitamin- und Mineralstoffzusätze, Enzyme und Kräutertees (Bärlauch) unterstützen. Fragen Sie einen Naturheilpraktiker oder Arzt nach den Behandlungsmethoden.

Zum Nachdenken

Im Bauch machen sich zwischenmenschliche Gefühle bemerkbar (»Schmetterlinge im Bauch«, »Bauchschmerzen vor Angst«). Konflikte in diesen Bereichen, vor allem Wut, Ärger, Angst oder Sorgen, können zu Reizungen und Entzündungen führen.

Persönliche Erfahrung

»Ich hatte große Beschwerden mit Morbus Crohn, und keine Behandlung half mir. Während einer Kur erzählte mir eine andere Patientin bei einem Spaziergang heimlich über die Urin-Therapie. Schließlich nahm ich Kontakt zu einem Arzt auf, der mit der Urin-Therapie arbeitete. Er schrieb mir folgende Kur vor: In der ersten Woche sollte ich rund um die Uhr allen Urin trinken, den ich ausschied. In der zweiten Woche nur noch den zwischen sechs Uhr morgens und sechs Uhr abends, in der dritten wurde die Zeit auf zwölf Uhr mittags verkürzt, und in der vierten Woche sollte ich nur noch meinen Morgenurin trinken. Danach sollte ich nach Gefühl entscheiden, welche Menge Urin mir guttat. Am Ende der ersten Woche sah mein Stuhlgang wie dunkler Urin aus. Dunkle Kotklümpchen, die wohl in Darmausbuchtungen liegengeblieben waren, wurden mit herausgespült. In der zweiten Woche wurde der Durchfall weniger und in der dritten und vierten Woche normalisierte sich der Stuhlgang wieder. Als ergänzendes Therapieverfahren wurde eine Darmsanierung mit Symbioflor, Colibiogen und Autovakzinen (Eigenimpfstoff aus Darmbakterien) eingeleitet. Ich trinke nun seit eineinhalb Jahren jeden Tag einen Viertel Liter Urin und hatte seither keinen Crohn-Schub mehr. Ich fühle mich kräftig und froh, und wenn ich geformten Stuhlgang habe, singe ich still für mich und tief innen ein Halleluja.«

Depressionen

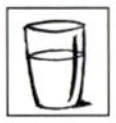
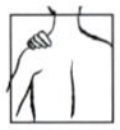

Anwendung

Ein Glas Morgenurin trinken vgl. Seite 24f.

Körpermassage mit Urin vgl. Seite 30

Trinken Sie jeden Tag ein Glas Ihres Morgenurins. Durch die Hormone im Urin kann sich Ihre Stimmung schnell bessern. Massieren Sie sich selbst, entweder den ganzen Körper oder nur teilweise (Gesicht, Fußsohlen), mit frischem Urin. Und wenn Sie noch einen Schritt weitergehen möchten: eine halbstündige Ganzkörpermassage mit altem Urin vermittelt ein belebendes Gefühl.

Eine Fastenkur mit Urin und Wasser sollten Sie nur unter der Aufsicht eines erfahrenen Therapeuten durchführen, da die Depressionen zu Beginn eventuell stärker werden können.

Tips

Verwöhnen Sie sich mit ätherischen Ölen in Massageölen oder Duftlampen, zum Beispiel Zitrone, Bergamotte, Rose, Lavendel. Trinken Sie Johanniskraut-Tee. Machen Sie häufiger ausgedehnte Spaziergänge in der Natur, tanzen oder bewegen Sie sich nach Ihrer Lieblingsmusik. Bach-Blüten-Therapie, Aromatherapie, frische Luft, Bewegung und richtige Atmung helfen, sich zu entspannen.

Depressionen können auch mit der Ernährung, Allergien, Schwermetallvergiftungen oder anderen Faktoren zusammenhängen, die den Hormonhaushalt stören. Suchen Sie zur Ergründung der Ursachen einen Arzt oder Therapeuten auf.

Zum Nachdenken

Manchmal haben wir das Gefühl, daß wir den Sinn unseres Lebens verloren haben. Unsere Vitalität verschwindet – erst aus dem Geist, dann aus dem Körper.

In solch einer Situation ist es sehr wichtig, einen Sinn auch in kleinen, ganz alltäglichen Dingen zu finden.

Bedenken Sie, daß Sie mit jedem Schluck Urin, den Sie trinken, einen Teil von sich selbst wieder einnehmen. Stellen Sie sich dann vor, daß Sie mit jedem Schluck Urin sich selbst mehr und mehr annehmen und akzeptieren. Nehmen Sie sich jeden Tag, morgens und abends, einen Moment Zeit, um zu meditieren, einen Moment der Aufmerksamkeit für sich selbst und Ihren göttlichen Kern. Genießen Sie die Schönheit und das Wunder Ihres eigenen Körpers.

■ *Diabetes*

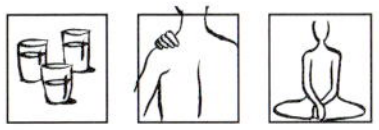

Siehe auch »Augenbeschwerden« *Seite 48*, »Bauchspeicheldrüsenbeschwerden« *Seite 50* und »Gangrän« *Seite 65*.

Anwendung

Die Urin-Therapie kann bei Diabetes eine allgemeine Steigerung des Wohlbefindens sowie Verminderung einiger Beschwerden (Augenprobleme, entstehendes Gangrän) erzielen.

Bei Altersdiabetes sollten Sie eine intensive Urinbehandlung durchführen und nachfolgend ein- bis dreimal pro Tag ein Glas Urin trinken. Während der Fastenkur ist es empfehlenswert, die Antidiabetika zu reduzieren oder ganz wegzulassen, je nach Blutzuckerwert.

Jugenddiabetes sollte man nur mit Hilfe eines erfahrenen Therapeuten mit der Urin-Therapie behandeln. Erhöhen Sie die Menge des Urins nur langsam, Insulin können Sie weiterhin spritzen. Sie können auch eine intensive Urinbehandlung anwenden. Dabei ist es gut, den Körper zusätzlich zwei- bis dreimal mit Urin zu massieren. Der Blutzuckerwert sollte mehrmals am Tag kontrolliert werden. Nach der intensiven Anwendung können Sie dreimal täglich ein Glas Urin trinken und den Körper jeden Tag mit Urin massieren. Da der Körper eine starke Heilreaktion (siehe *Seite 19f.*) zeigen kann, sollten Sie bei der Behandlung unter therapeutischer Aufsicht stehen.

Tips

Stellen Sie Ihre Ernährung auf basisch reagierende Lebensmittel (siehe *Seite 17*) und eine vegetarische Diät um. Unterstützende Kräuter sind Klettenwurzel, Zichorie und Bockshornkleesamen. Blaubeerblätter, Brennessel und Löwenzahn senken den Blutzuckerspiegel.

Persönliche Erfahrung

»Ich bin 46 Jahre alt, und seit meinem 12. Lebensjahr leide ich an insulinabhängiger Diabetes. Vor einigen Jahren begann ich, mich mit Naturheilweisen zu beschäftigen und konnte durch verschiedene Methoden (Darmspülungen, Yoga, gute Ernährung mit vielen Keimlingen, Homöopathie, chinesische Heilkunde und Ayurveda) die Insulinmenge reduzieren. Vor zwei Jahren hörte ich von der Urin-Therapie und war fasziniert. Nachdem ich einige Wochen so viel Urin wie möglich getrunken und ausschließlich Obst gegessen hatte, begannen meine Emotionen stärker zu fließen. Ich lachte und weinte und wurde wütend wie ein kleines Kind. Mental fühlte ich mich freier denn je. Einige Zeit später hatte ich kein Insulin mehr nötig.«

Intensive Urinbehandlung vgl. Seite 32ff.

Mehrere Gläser Urin pro Tag trinken vgl. Seite 25

■ *Diphtherie*

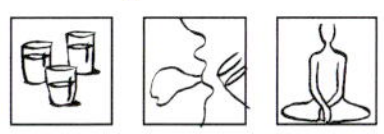

Anwendung

Suchen Sie bei Diphtherie einen naturheilkundigen Arzt oder Therapeuten auf. Beginnen Sie sofort damit, drei- bis viermal am Tag Urin zu trinken und damit zu gurgeln. Noch besser ist eine intensive Urinbehandlung, bis die Beschwerden vollständig verschwunden sind. Bei Kindern können Sie den Urin auch ohne weiteres mit Fruchtsäften oder Wasser verdünnen.

Gurgeln vgl. Seite 26

Tips

Dreimal täglich ein Teelöffel Honig (kaltgeschleudert, hochwertig) bremst das Wachstum der Bakterien.

Zum Nachdenken

Im 2. Weltkrieg brach in Deutschland eine Diphtherie-Epidemie aus. Viele Kinder erkrankten ernsthaft und starben daran. Die meisten Kinder, die Urin tranken, überlebten die Krankheit jedoch.

Mehrere Gläser Urin pro Tag trinken vgl. Seite 25

Darmspülung vgl. Seite 25f.

Urin-Kompressen vgl. Seite 30f.

Persönliche Erfahrung

»Ich hörte schon in meiner Kindheit von der Urin-Therapie. Meine Großmutter erzählte mir, daß einer Frau aus unserem Dorf zwei Kinder an Diphtherie gestorben waren. Da sie ihr drittes nicht auch noch verlieren wollte, gab sie ihm in ihrer Not Urin zu trinken. Das Kind wurde wieder gesund. Ich dachte damals, daß das die Giftstoffe im Urin bewirkt hätten.«

»Als ich zehn Jahre alt war, litt ich an einer schweren Diphtherie. Meine Mutter gab mir Urin zu trinken (ein Glas nüchtern am Morgen). Ich erinnere mich noch, daß ich heftig erbrechen mußte. Aber das Fieber ging zurück, und nach einigen Tagen besserte sich mein besorgniserregender Zustand deutlich.«

Durchfall

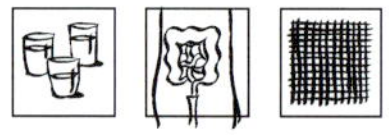

Siehe auch »Amöbenruhr« *Seite 43.*

Anwendung

Diese Anwendung gilt nicht bei lebensbedrohenden und schweren Durchfällen (suchen Sie hier in jedem Fall einen Arzt auf), sondern nur für Fälle, die durch ungewohnte Lebensmittel, Klimawechsel oder ähnliches verursacht werden.

Beginnen Sie bei leichtem Durchfall direkt damit, mehrere Gläser Urin pro Tag zu trinken. Darmspülungen helfen, den Darmkanal zu reinigen. Fasten Sie für einige Tage mit Urin und Wasser oder Kräutertees, so daß der Körper nicht unnötig belastet wird. Sie können auch warme Urin-Kompressen auf den Bauch legen, um Krämpfe und Spannungen zu lindern.

Tips

Reiswasser (das Wasser, in dem man Reis gekocht hat) ist sehr nahrhaft, belastet den Körper aber nicht zusätzlich. Trinken Sie Schwarzen Tee und Pfefferminztee. Sind die schlimmsten Anfälle vorüber, können Sie langsam damit beginnen, etwas Reis mit Zimt zu essen, aber beobachten Sie, wie der Körper darauf reagiert.

Zum Nachdenken

Im Darm werden die Nahrungsmittel, aber auch Gefühle und Gedanken herausgefiltert, die für den Organismus notwendig sind, und Unbrauchbares wird ausgeschieden. Wird der Darm mit Reizen – seien es Nahrungsmittel, Gefühle oder Gedanken – überflutet, ist er überfordert, und es kann zu Durchfall kommen.

Persönliche Erfahrung

»In meinem Urlaub in Indien bekam ich schrecklichen Durchfall. Ich begann, mit Urin und Wasser zu fasten und fühlte mich direkt viel kräftiger und nicht mehr so schlapp. Nach einigen Tagen war der Stuhlgang wieder normal, und ich konnte wie gewohnt essen.«

»Bei einem Vortrag über die Urin-Therapie litt ich gerade an Durchfall. Ich dachte, dies sei eine gute Gelegenheit, um die Methode zu testen. Das tat ich dann auch, und ich muß gestehen, daß ich die erste Tasse niemals vergessen werde. Aber meine Beschwerden verschwanden sehr schnell. Ich werde nie wissen, ob es nun durch den Urin kam oder nicht.«

■ Ekzem

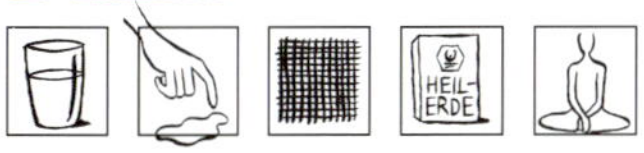

Siehe auch »Hautprobleme« *Seite 74.*

Anwendung

Betupfen Sie die betroffenen Stellen mit einem in Urin getränkten Tuch und legen Sie häufiger Urin-Kompressen oder Heilerde-Urin-Packungen auf die Ekzeme. Alter Urin wirkt bakterienabtötend und eignet sich deshalb besonders gut für infizierte Ekzeme. Wenn sich die Ekzemstellen durch die Urinbehandlung verschlimmern, reiben Sie nur den Rest des Körpers mit Urin ein und sparen Sie die Ekzeme aus. Trinken Sie regelmäßig Ihren Morgenurin, das fördert den Entgiftungsprozeß. Wenn die Ekzeme mit Stoffwechselstörungen in Zusammenhang stehen, empfiehlt sich eine intensive Urinbehandlung und eine Umstellung der Ernährungsgewohnheiten. Suchen Sie dazu einen Heilpraktiker oder Arzt auf.

Tips

Ein chronisches Ekzem kann durch den Pilz *Candida albicans* (siehe *Seite 55f.*) ausgelöst werden. In diesem Fall empfiehlt sich eine Anti-Candida-Kur und –Diät. Konsultieren Sie dazu einen Arzt oder Heilpraktiker. Unterstützende Kräuter zur inneren Anwendung sind Brennessel und Ehrenpreis. Wenden Sie äußerlich Beinwell, Johanniskrautöl und Molke an.

Zum Nachdenken

Bei Ekzemen entstehen übermäßige Hautschuppen und es wird sichtbar, was ständig vonstatten geht: Die alte Haut macht Platz für eine neue. Dieser Übergang von »alt« nach »neu« ist auch im Leben nicht immer problemlos. Manchmal kommt es dabei zu Reizungen, Irritationen, Frustrationen und Konflikten, die sich dann am Zustand der Haut zeigen.

Persönliche Erfahrung

»Mein Mann behandelte seine Arme, an denen er im Winter immer Ekzemstellen bekam, über sechs Wochen mit Morgenurin, und zwar morgens und abends. Seitdem sind seine Beschwerden wie rote Flecken oder Jukken verschwunden.«

■ Epilepsie

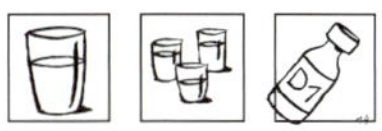

Anwendung

Bei Epilepsie empfiehlt es sich, den Morgenurin oder mehrere Gläser pro Tag zu trinken. Beobachten Sie, welche Veränderungen Ihres Zustands sich ergeben. Sie können auch die homöopathische Potenzierung anwenden. Beraten Sie sich mit einem Arzt oder Heilpraktiker.

Heilerde-Urin-Packungen vgl. Seite 31

Ein Glas Morgenurin trinken vgl. Seite 24f.

Homöopathische Potenzierung vgl. Seite 28

Intensive Urinbehandlung vgl. Seite 32ff.

Tips

Die nachweisbaren Ursachen für Epilepsie können sehr verschieden sein, zum Beispiel Lebensmittelallergien oder Schäden durch Unfälle. In anderen Fällen ist jedoch keine direkte Ursache zu erkennen. Bei vielen Betroffenen hat man einen Parasiten im Gehirn (*Ascaris*) nachweisen können, der ebenfalls Epilepsie mit zu beeinflussen scheint. Ist dies der Fall, empfiehlt sich eine Anti-Parasiten-Kur (siehe *Seite 20f.*).

Trinken von Urin vgl. Seite 23ff.

Gurgeln vgl. Seite 26

Nasenspülung vgl. Seite 26f.

Urintropfen vgl. Seite 27

Zum Nachdenken

Epileptische Anfälle folgen auf die Überlastung eines bestimmten Teils des Gehirns. Auf unbewußter Ebene kann diese Überlastung durch große mentale Anspannung und Aktivität (im Kopf) auftreten, wodurch an einem bestimmten Punkt ein »Kurzschluß« entsteht, dem eine Periode von Bewußtlosigkeit folgt.

Eine kleine Übung: Stellen Sie sich aufrecht und entspannt hin, mit leicht eingeknickten Knien. Fühlen Sie, wie die Energie mit dem Ausatmen aus Ihrem Kopf durch den ganzen Körper nach unten, durch Ihre Beine und Füße bis tief in die Erde strömt und von dort mit dem Einatmen wieder zurück. Folgen Sie diesem Strom mehrere Male und atmen Sie dabei tief und entspannt.

Persönliche Erfahrung

»Nachdem ich meinen Körper einige Monate lang mit Urin massiert hatte, bemerkte ich, daß meine epileptischen Anfälle wesentlich seltener geworden sind. Ich habe in dieser Zeit meine anderen allopathischen und natürlichen Medikamente weiter eingenommen.«

Erkältung

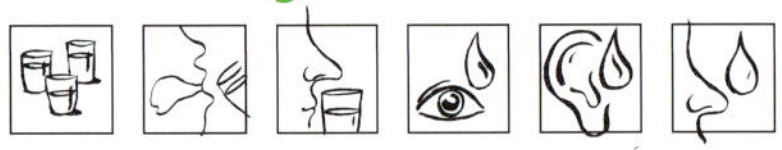

Anwendung

Trinken Sie bei einer starken Erkältung ein Glas oder mehrere Gläser Urin pro Tag, um Ihr Immunsystem zu stärken. Gurgeln Sie regelmäßig mit einem Schluck Urin. Essen Sie vor allem frisches Obst und Gemüse oder fasten Sie ruhig mal für einen Tag. Nasenspülungen mit Urin erleichtern den Schnupfen und reinigen die Nasenkanäle und Nebenhöhlen. Das gilt auch für Augen-, Ohren- und Nasentropfen, die Sie zwei- bis dreimal täglich bis zum Ende der Erkältung anwenden können.

Tips

Wickeln Sie kleingeschnittene Zwiebel oder zerdrückte Kohlblätter (haben die Eigenschaft, Giftstoffe herauszuziehen) in ein sauberes Tuch und machen Sie über Nacht einen Halswickel damit. Japanisches Heilpflanzenöl und Echinacea-Präparate stärken die Abwehrkräfte und erleichtern die Symptome der Erkältung.

Zum Nachdenken

Wie kommt es, daß der eine sich eine Erkältung zuzieht, der andere aber nicht? Der Grund ist unser Immunsystem, denn ein gut funktionierendes Immunsystem blockt Viren und Bakterien ab. Der Zustand unserer körperlichen Abwehrkräfte hängt viel mit unserem körperlichen und geistigen Gleichgewicht zusammen. Sind wir nicht mit uns im reinen oder belastet uns ein Problem, gerät das Gleichgewicht ins Wanken und unser Abwehrsystem ist geschwächt.

Persönliche Erfahrung

»Nachdem ich im Fernsehen einen Bericht über die Heilung einer krebskranken Frau durch die Urin-Therapie gesehen hatte, beschloß ich, es ebenfalls auszuprobieren. Am nächsten Morgen trank ich ein halbes Glas Urin und spülte mit Tee nach. Es hat mich vor Ekel geschüttelt und ich sagte mir: ›Das machst du nie wieder.‹ Doch es ließ mir keine Ruhe, und ich wollte es am Nachmittag noch einmal versuchen. Bis dahin hätte ich mehr Wasser getrunken, so daß der Urin vielleicht nicht mehr so konzentriert schmecken würde, sagte ich mir. Und in der Tat, mein Urin hatte eine ganz helle Farbe und schmeckte sogar recht angenehm. Ich war überrascht und begeistert. Am Abend erzählte ich meinem Mann davon. Sein einziger Kommentar war, daß er mich jetzt nicht mehr küssen könne. Daraufhin hörte ich wieder auf, Urin zu trinken. Obwohl ich schon seit zehn Jahren sehr gesund lebe (Vollwertkost, selten Fleisch, ganz wenig Alkohol und keine Zigaretten), litt ich doch immer wieder unter Schnupfen, Kopfschmerzen und fühlte mich oft regelrecht schlapp. Einmal bekam ich Halsschmerzen und Schluckbeschwerden. Mir fiel die Urin-Therapie wieder ein, und ich begann am späten Nachmittag, öfter mit Urin zu gurgeln. Ich konnte es nicht glauben, aber am nächsten Morgen waren die Schmerzen weg. Da konnte mich auch mein Mann nicht mehr davon abbringen. Seitdem ich Urin auch durch die Nase ziehe, bleibe ich von Schnupfen und den vielen Niesattacken verschont. Meine Gesundheit ist sehr viel stabiler geworden. Seit es mir so gut geht, hat auch mein Mann seine Meinung geändert und küßt mich natürlich auch wieder, doch selbst ausprobieren will er es – noch – nicht.«

■ Fieber

siehe »Grippe« *Seite 69.*

■ Frostbeulen

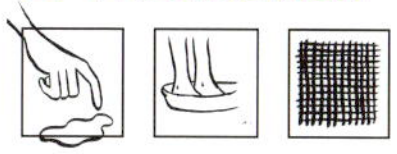

Anwendung

Reiben Sie die betroffenen Hände und Füße regelmäßig mit frischem Urin ein oder legen Sie Urin-Kompressen auf. Sie können Ihren Urin auch einen Tag lang sammeln und damit ein warmes Fuß- oder Handbad machen.

Urin-Kompressen vgl. Seite 30f.

Fußbad vgl. Seite 30

Tips

Fügen Sie dem Badewasser einen Kräuterauszug aus Nußblättern, Thymian oder Eichenrinde zu. Weiterhin sind Wechselbäder empfehlenswert, wobei Sie mit einem kalten Guß enden sollten. Rubbeln Sie die Füße oder Hände danach gut trocken und massieren Sie sie mit einem hochwertigen Hautöl ein.

Persönliche Erfahrung

»In Lappland wird Urin bei Frostbeulen und kalten Zehen verwendet. Wenn jemand mit gefrorenen Zehen zu Besuch kam, verschwanden die Frauen schnell hinter einem Vorhang und kamen kurz darauf mit einem nassen, leicht riechendem Stück Stoff wieder zum Vorschein. Der Stoff wurde dann um die gefrorenen Stellen des Fußes gewickelt und erzielte gute Resultate.«

»Meine Oma erzählte mir schon immer, daß ich bei Frostbeulen an den Füßen darüber urinieren sollte. Ich fand es damals erst ekelig, probierte es dann aber trotzdem – und es wirkte!«

Furunkel

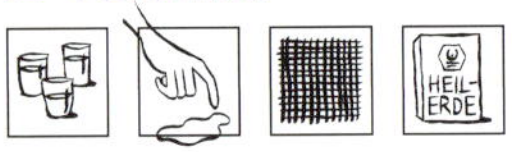

Anwendung

Stellen lokal mit Urin betupfen vgl. Seite 29

Kompressen mit Urin vgl. Seite 30f.

Mehrere Gläser Urin pro Tag trinken vgl. Seite 25

Betupfen Sie die Furunkel so häufig wie möglich mit Urin oder legen Sie eine Kompresse auf. Eine Packung mit Heilerde und Urin kann noch wirkungsvoller sein, da die Erde die Giftstoffe aus der Haut ziehen kann. Furunkel sind meistens die Folge einer bakteriellen Infektion, darum empfiehlt es sich, mehrere Gläser Urin pro Tag zu trinken, um so die Abwehrkräfte zu stärken.

Tips

Behandeln Sie Furunkel mit Knoblauch: Zerpressen Sie eine Knoblauchzehe und legen Sie diese auf und um die Furunkel. Fixieren Sie das Ganze mit einem Verband. Auch ein heißer Breiumschlag mit Leinsamen hilft, den Eiter nach außen zu ziehen. Trinken Sie blutreinigende Tees, zum Beispiel Brennessel oder Löwenzahn. Weitere unterstützende Kräuter sind Bärlauch, Ringelblume und Schöllkraut.

Fußpilz

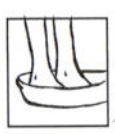

Anwendung

Fußbad vgl. Seite 30

Füllen Sie ein Gefäß mit Urin (Sie können den Urin eines Tages sammeln oder auch alten Urin verwenden) und heißem Wasser und machen Sie damit abends ein Fußbad. Lassen Sie Ihre Füße etwa 15 bis 30 Minuten im Bad. Reiben Sie tagsüber die Füße zusätzlich mit frischem oder altem Urin ein.

Tips

Mischen Sie ein paar Tropfen eines Aromaöls, das gegen Pilzbefall wirkt, zum Beispiel Teebaumöl, in das Fußbad. Sie können die Stellen auch äußerlich mit diesen (verdünnten) Ölen behandeln.

Zum Nachdenken

Unsere Füße bringen uns im Leben vorwärts und verdienen für die harte Arbeit, die sie verrichten, extra Aufmerksamkeit und Pflege. Verwöhnen Sie sie mit einem Fußbad. Genießen Sie die Entspannung und Wärme.

Persönliche Erfahrung

»Den ersten Versuch mit Eigenurin unternahm ich vor etwa drei Jahren. Zu dieser Zeit litt ich bereits seit zwei Jahren an einem Fußpilz, den ich nicht wegbekam. Nach vier Wochen zweimal täglichem Einreiben mit Urin war der Fußpilz verschwunden und ist auch nicht mehr zurückgekommen. Auch eine Pilzinfektion unter einer Brust, die ich monatelang mit Kortisonpräparaten behandelte, verschwand innerhalb von zwei Wochen mit der Eigenharn-Therapie.«

Gallenblasenprobleme

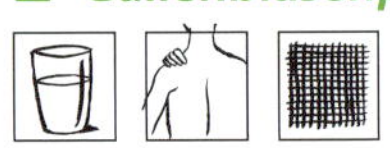

Anwendung

Suchen Sie bei akuten Problemen mit der Gallenblase (Entzündungen, starke Schmerzen) auf jeden Fall einen Arzt auf. Chronische Probleme mit der Gallenblase können Sie mit der Urin-Therapie positiv beeinflussen. Trinken Sie morgens ein Glas Urin auf nüchternen Magen und legen Sie täglich Urin-Kompressen auf den schmerzenden Bereich, oder massieren Sie ihn mit Urin ein. Sie können auch einige Tage mit Urin und Kräutertees fasten.

Tips

Eine gesunde und leichte Ernährung ist bei Problemen mit der Gallenblase sehr wichtig. Holen Sie sich dafür den Rat eines Arztes oder Therapeuten. Sie können die Kanäle Ihrer Leber regelmäßig mit einer Gallen-Leber-Kur reinigen (siehe *Seite 21ff.*). Mit Tees aus Löwenzahn, Johanniskraut, Schöllkraut und Kamille unterstützen Sie die Funktion Ihrer Gallenblase. Auch frischer Rettichsaft ist empfehlenswert.

Zum Nachdenken

Der Ausdruck »ihm läuft die Galle über« ist wohl jedem bekannt und weist darauf hin, daß die Galle mit Wut, Vorwürfen, Verbitterungen und Frustrationen in Zusammenhang steht. Gallensteine können »Verbitterungen« symbolisieren, die sich im Laufe der Zeit »verhärtet« haben. Schreiben Sie alle diese Gefühle einmal auf und versuchen Sie, sich auf diese Weise der Verbitterungen und Verhärtungen zu entledigen.

Persönliche Erfahrung

»Ich litt als Kind an einer chronischen Gallenblasenentzündung. Der Arzt sagte, daß ich mein ganzes Leben lang eine strikte Diät halten und meine Gallenblase später sogar entfernt werden müsse. Zum Glück rieten Verwandte meiner Mutter, mit mir zur sogenannten Pisch-Marie zu gehen. Diese untersuchte meinen Urin und gab ihn mir ohne mein Wissen, mit einigen Kräutern versetzt, zum Trinken. Nachdem ich zwei Flaschen dieser scheußlich schmeckenden Flüssigkeit geleert hatte, waren alle Beschwerden verschwunden. Ich bin heute 56 Jahre alt und esse und trinke, was ich will.«

■ Gangrän

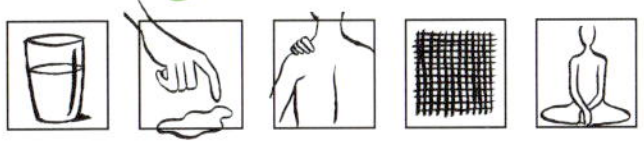

Siehe auch »Diabetes« *Seite 59*, »Wunden« *Seite 117f.* und »Geschwüre« *Seite 67.*

Anwendung

Konsultieren Sie bei Gangrän immer erst einen Arzt oder Heilpraktiker.

Legen Sie Kompressen mit Urin – am besten alter – auf die entsprechenden Stellen oder betupfen und massieren Sie diese mit Urin. Die Heilung kann einige Wochen in Anspruch nehmen. Um sie von innen zu unterstützen, können Sie Ihren Morgenurin trinken. Wenn Gangrän mit einer anderen Krankheit auftritt, zum Beispiel Diabetes, empfiehlt sich eine intensive Urinbehandlung.

Körpermassage mit Urin vgl. Seite 30

Ein Glas Morgenurin trinken vgl. Seite 24f.

Intensive Urinbehandlung vgl. Seite 32ff.

Zum Nachdenken

Bei Gangränen sterben Zellen oder Gewebe infolge von Durchblutungs- und Ernährungsstörungen ab. Häufig werden die betroffenen Körperteile amputiert. Urin wirkt sehr regenerierend, so daß der lokale Sterbeprozeß in der Anfangsphase noch abgewendet werden kann.

Persönliche Erfahrung

»Vor ungefähr acht Monaten bekam ich Probleme mit meinem rechten Fuß. Der Arzt sagte, daß es Gangrän sei und behandelte mich mit allerlei Medikamenten und Spritzen, die aber alle nichts brachten. Danach kam eine ebenso erfolglose Operation, und so blieb praktisch nur noch die Möglichkeit zur Amputation meines Beines ab Kniehöhe – doch das wollte ich nicht. Ich ging also auf die Suche nach anderen Möglichkeiten und kam so zur Urin-Therapie. Ich begann mit einer

Urin-Fastenkur von fünf Tagen. Tagsüber trank ich all meinen Urin, und den Urin der Nacht verwendete ich für Massagen und lokale Anwendungen meines rechten Fußes. Nach einiger Zeit begann ich, wieder vorsichtig zu essen, ausschließlich leichte und gut verdauliche Kost, zweimal pro Tag. Nach zwei Monaten hatte sich die Situation um die Hälfte verbessert, und meine allgemeine Gesundheit war ebenfalls viel besser. Nach weiteren zwei Monaten war ich wieder ganz gesund.«

Gelenkbeschwerden

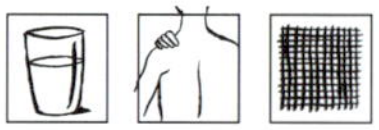

Anwendung

Körpermassage mit Urin vgl. Seite 30

Bei Problemen mit den Gelenken empfiehlt es sich, diese regelmäßig mit Urin zu massieren. Behandeln Sie schmerzende Gelenke außerdem ein- bis zweimal pro Tag mit warmen Urinwickeln. Alter Urin wirkt intensiver und ist daher besonders bei chronischen Beschwerden zu empfehlen, Sie können aber auch frischen Urin verwenden. Falls die Gelenkprobleme durch andere chronische Krankheiten, zum Beispiel Rheuma, Arthrose oder Arthritis, oder ein geschwächtes Immunsystem verursacht werden, können Sie zusätzlich Ihren Morgenurin trinken oder für eine bestimmte Zeit mit Urin und Wasser oder Kräutertees fasten. Messen Sie bei ernsthaften Gelenkbeschwerden den pH-Wert Ihres Urins (siehe *Seite 17f.*), und regulieren Sie eine mögliche Übersäuerung mit einer angepaßten Diät.

Einige Tropfen unter die Zunge nehmen vgl. Seite 23f.

Intensive Urinbehandlung vgl. Seite 32ff.

Tips

Je nach Art der Beschwerden sind verschiedene Kräuter zu empfehlen. Trinken Sie Brennessel-, Ackerschachtelhalm- oder Arnikatee. Für Kompressen sind Senfmehl, Beinwell, Kohlblätter und Ackerschachtelhalm empfehlenswert.

Zum Nachdenken

Unsere Gelenke garantieren Beweglichkeit und Flexibilität. Schmerzen und Steifheit in den Gelenken machen uns weniger beweglich und mobil. Ebenso können Angst oder Widerwille zu schmerzhaften oder steifen Gelenken führen, da man sich dann automatisch verkrampft.

Stellen Sie sich jeden Tag für einen Moment in Gedanken die Bewegung vor, die Sie in diesem Augenblick am liebsten ausführen würden oder mit der Sie Schwierigkeiten haben. Vollziehen Sie diese Bewegung langsam und bewußt und beobachten Sie, was Sie dabei fühlen.

Persönliche Erfahrung

»In den letzten Wochen litt ich häufiger unter Gelenkbeschwerden (Handgelenk, Schultern und Hals). Ein mit altem Urin befeuchtetes Taschentuch, das ich auf die schmerzenden Stellen legte, half sehr gut. Doch leider gilt – wie auch bei anderen Beschwerden, die ich mit der Urin-Therapie behandelte –, daß es nur hilft, wenn ich es auch anwende. Damit bin ich schon sehr zufrieden.«

Geschlechtskrankheiten

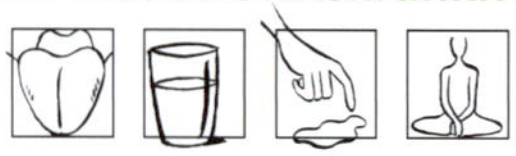

Anwendung

Beginnen Sie die Behandlung, indem Sie für einige Tage zwei- bis dreimal täglich einige Tropfen Urin unter der Zunge einnehmen. Nach drei Tagen können Sie morgens ein Glas Urin trinken und im Verlauf der folgenden Woche die Menge bis zur intensiven Urinbehandlung steigern. Führen Sie diese für ein bis zwei Wochen durch, bis die Beschwerden verschwunden sind. Besonders bei fortgeschrittener Syphilis ist diese

Behandlung zu empfehlen. Betupfen Sie zusätzlich die betroffenen Körperteile ein- bis zweimal pro Tag mit frischem Urin. Da die verursachenden Bakterien durch Geschlechtsverkehr übertragen werden können, sollte sich Ihr Partner ebenfalls einer Behandlung unterziehen.

Tips

Konsultieren Sie bei Syphilis auch einen Therapeuten oder Arzt. Allgemein ist es empfehlenswert, das Blut zu reinigen. Dabei helfen Brennessel, Bärlauch, Schöllkraut, Löwenzahn. Smilax ist ein gutes anti-bakterielles Kraut, besonders bei Geschlechtskrankheiten.

Zum Nachdenken

Setzen Sie sich entspannt und mit aufrechter Wirbelsäule hin, schließen Sie Ihre Augen und beobachten Sie Ihre Atmung. Lassen Sie in Ihrer Vorstellung den Atem beim Einatmen nach unten durch Ihre Geschlechtsorgane fließen, dann nach hinten und durch die Wirbelsäule langsam mit dem Ausatmen wieder nach oben. Wiederholen Sie diesen Kreislauf einige Male langsam und ruhig, fühlen Sie dabei die Kraft und den Genuß des Lebens.

Aus wissenschaftlichen Untersuchungen

Der japanische Professor und Arzt Dr. N. Nakao führt in seinem Buch viele Fälle auf, die mit Hilfe der Urin-Therapie geheilt wurden. Bei den Geschlechtskrankheiten beschreibt er Fälle mit Syphilis und Gonorrhö.

Aus einem wissenschaftlichen Forschungsbericht:

»Die Ergebnisse beweisen, daß ausreichend konzentrierter, saurer Urin Gonokokkus-Bakterien auf eine uns unbekannte Art abtötet.«

»Unsere Studie zeigte, daß sowohl der pH-Wert als auch die Konzentration des Urins eine Bedeutung bei der bakterienabtötenden Wirkung des Urins auf Gonokokken hat.«

Stellen lokal mit Urin betupfen vgl. Seite 29

Geschwüre

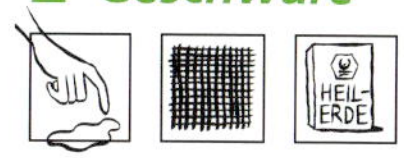

Anwendung

Betupfen Sie Geschwüre so häufig wie möglich mit Urin oder legen Sie eine Kompresse auf. Eine Packung mit Heilerde und Urin kann noch wirkungsvoller sein, da die Erde Schadstoffe aus der Haut zieht.

Urin-Kompressen vgl. Seite 30f.

Persönliche Erfahrung

»Als ich für einige Zeit in Südamerika arbeitete, habe ich meinen Urin oft genutzt. Er half bei Insektenstichen, Sonnenbränden, Augenentzündungen, Geschwüren und Abszessen. Bei Abszessen legte ich so lange Urin-Kompressen auf, bis sie aufplatzten. Dann erneuerte ich die Kompressen. Das setzte ich fort, bis die Abszesse völlig trocken waren und selber ausheilen konnten.«

Gicht

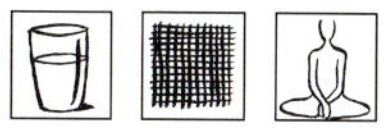

Anwendung

Gicht entsteht, wenn sich Harnsäurekristalle in den Gelenken ablagern, häufig zuerst in Zehen und Fingern. Die Reizungen, die durch die Kristalle verursacht werden, können zu schmerzhaften Entzündungen führen. Trinkens Sie präventiv täglich ein Glas Morgenurin und ernähren Sie sich gesund. Bei akuten Gichtbeschwerden können Sie die intensive Urinbe-

Ein Glas Morgenurin trinken vgl. Seite 24f.

handlung anwenden: Fasten Sie einige Tage mit Urin und Kräutertees oder Wasser und massieren Sie regelmäßig Ihren gesamten Körper mit Urin ein. Schmerzhafte Gelenke können Sie mit extra Kompressen behandeln, um die Schmerzen zu erleichtern.

Tips

Augenbad vgl. Seite 27

Urin-Kompressen vgl. Seite 30f.

Harnsäure läßt sich in saurem Urin nur schwer ausscheiden. Bestimmen Sie deshalb den pH-Wert Ihres Urins (siehe *Seite 18*). Basenpulver (erhältlich in der Apotheke) und eine basische Diät helfen, den pH-Wert zu neutralisieren (siehe *Seite 17*).

Unterstützende Kräutertees sind Brennessel, Löwenzahn, Birkenblätter und Heublume.

Zum Nachdenken

Siehe Übung bei »Gelenkbeschwerden« *Seite 66.*

Persönliche Erfahrung

»Ich hatte schon vier Jahre lang Beschwerden mit Gicht. Die Gelenke der Finger, Schultern und Knie wurden immer unbeweglicher und schmerzten. Schließlich war mein ganzer Körper davon beeinflußt, und ich konnte mich fast nicht mehr bewegen. Obwohl ich Medikamente schluckte, gab es keine Besserung. Zu dieser Zeit hörte ich von der Urin-Therapie. Ich suchte einen Experten auf diesem Gebiet auf, der mir einige Anweisungen gab. Gleichzeitig verreiste ich mit meiner Familie nach Haridwar, einem kleinen Pilgerort an den Ufern des heiligen Flusses Ganges. Dort konnte ich die Urin-Therapie intensiv anwenden. Drei Wochen lang rieb ich jeden Tag alle meine Gelenke mit Urin ein. Dadurch sind die Schmerzen in den Knien verschwunden. Bis heute trinke ich weiter zweimal täglich Urin und fühle mich gut und glücklich dabei.«

Grauer Star

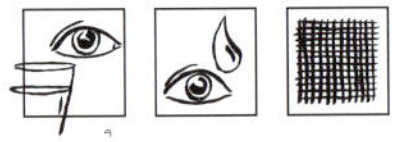

Anwendung

Träufeln Sie mit einer Pipette mehrmals täglich frischen Urin in Ihre Augen oder nehmen Sie ein Augenbad mit Urin. Verdünnen Sie den Urin zur Hälfte mit Wasser, wenn dieser zu konzentriert ist. Eine andere unterstützende und beruhigende Methode sind Augenkompressen mit Urin. Legen Sie sich dafür entspannt hin und legen Sie die Kompressen (etwas Watte oder ein Stück Stoff) mit frischem Urin für etwa 15 Minuten auf die geschlossenen Augen.

Tips

Schöllkrautsaft in den Kompressen oder eine Schwedenkraut-Trinkkur unterstützen den Heilungsprozeß. Homöopathische Verdünnungen von Hanf zeigten bei grauem Star gute Erfolge. Informieren Sie sich jedoch vor einer Anwendung bei einem Arzt oder Heilpraktiker.

Zum Nachdenken

Siehe »Augenbeschwerden« *Seite 48.*

Persönliche Erfahrung

»Vor einiger Zeit stellte mein Augenarzt bei einer Untersuchung an beiden Augen grauen Star fest. Ich entschloß mich, zehn Tage mit Urin zu fasten. Nach fünf Tagen war mein Blutdruck so stark gesunken, daß ich auf Drängen meiner Frau das strikte Fasten abbrach und begann, Milch, Buttermilch und Orangensaft zu trinken. Doch weiterhin trank ich dreimal am Tag Urin und massierte mich damit. Nach einer Woche fing ich an, normal zu essen. Ich ging wieder zu einer Untersuchung beim gleichen Arzt. Der war erstaunt, als er ent-

deckte, daß der graue Star schon schwächer geworden war. Danach spülte ich meine Augen auch noch zusätzlich mit frischem Urin, und jetzt kann ich wieder normal lesen und schreiben.«

Grippe

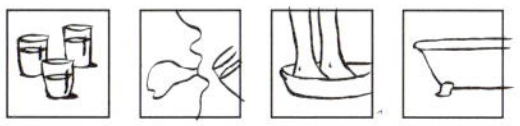

Anwendung

Wenn eine Grippe im Umlauf ist oder sich bei Ihnen bemerkbar macht, trinken Sie mehrmals am Tag Urin. Gurgeln Sie auch hin und wieder mit Urin, wenn sich Halsschmerzen ankündigen. Ist die Grippe bei Ihnen schon ausgebrochen, versuchen Sie, einige Tage nichts zu essen und soviel Urin wie möglich zu trinken (eventuell mit Wasser, Kräutertees oder warmem Wasser mit Zitronensaft). Bringen Sie den Körper durch heiße Bäder oder Fußbäder mit Urinzusätzen zum Schwitzen. Trinken Sie vorher heißen Tee, gemischt mit Urin, und packen Sie sich danach dick und warm ein.

Tips

Bei Grippe sind Schwitzkuren immer zu empfehlen ebenso wie das Reinigen der Därme. Solange Sie Fieber haben, verzichten Sie besser auf das Essen. Unterstützen Sie die Nieren, indem Sie viel trinken. Schweißtreibende Tees aus Linden- oder Holunderblüten sind besonders bei hohem Fieber geeignet oder wenn das Fieber nicht zum Ausbruch kommt.

Zum Nachdenken

Eine Grippe-Erkrankung ist ein Signal, den Alltag etwas ruhiger anzugehen. Nehmen Sie sich Zeit zum Auskurieren. Horchen Sie dabei auch in sich hinein, denn eine Grippe tritt häufig in Phasen der Veränderung auf, zum Beispiel von einer Jahreszeit zur anderen. Früher waren Übergangsphasen immer mit bestimmten Ritualen verbunden, um so dem Körper eine Möglichkeit zu geben, sich von alten Lasten zu befreien. Manchmal ist ein Grippeanfall aber auch die einzige Art, wie unser Körper sich von Schadstoffen befreien kann. Sie bietet uns so auch eine Chance, zu uns zu finden und von altem Ballast zu lösen.

Persönliche Erfahrung

»Mir ging es zwischenzeitlich aufgrund einer schlimmen Grippe sehr schlecht. Da ich durch beruflich bedingten Streß sehr anfällig war und zu allem Übel auch noch unter Haarausfall litt, entschloß ich mich dazu, die Urin-Therapie anzuwenden (ich hatte einen Bericht darüber im TV gesehen und ›Die Goldene Fontäne‹ gelesen). Ich trank an mehreren Tagen den Mittelstrahl meines Morgenurins, und nach drei Tagen war meine Grippe mit Gliederschmerzen und allen anderen Beschwerden vollkommen verschwunden. Sogar der Haarausfall wurde deutlich weniger.«

Trinken von Urin vgl. Seite 23ff.

Gurgeln vgl. Seite 26

Baden mit Urin vgl. Seite 26

Grüner Star (Glaukom)

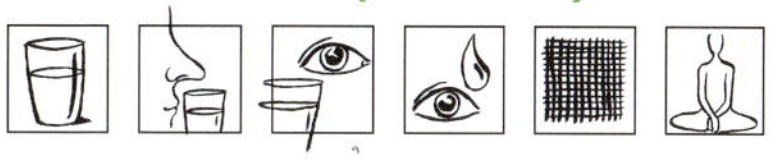

Anwendung

Glaukom entsteht durch einen erhöhten Augeninnendruck, der zur Schädigung von Sehnerv und Netzhaut führt. Träufeln Sie drei- bis fünfmal täglich einige Tropfen frischen Urin mit Hilfe einer Pipette in Ihre Augen (eventuell mit Wasser verdünnt) oder nehmen Sie ein Augenbad mit Urin. Sie können auch für etwa 15 Minuten Urin-Kompressen auf die geschlossenen Augen legen. Tägliche Nasenspülungen wirken durch die Nasenhöhlen, die direkt mit den Augen verbunden sind. Wenn das Glaukom eine Folge von Diabetes oder Nierenbeschwerden ist, sind die entsprechenden An-

Augentropfen vgl. Seite 27

Nasenspülung vgl. Seite 26f.

wendungen zu befolgen (siehe *Seite 59* und *97*). Für einen wirklichen Heilungsprozess empfiehlt es sich, die intensive Urinbehandlung über einen bestimmten Zeitraum (etwa ein bis zwei Wochen, solange, bis die Beschwerden verschwunden sind) anzuwenden und anschließend jeden Morgen ein Glas Urin zu trinken.

Intensive Urinbehandlung vgl. Seite 32ff.

Urin-Kompressen vgl. Seite 30f.

Tips

Da es sich bei Glaukom oft um ein Stoffwechselproblem handelt, ist eine ganzheitliche Behandlung notwendig. Konsultieren Sie dafür einen Arzt oder Heilpraktiker. Trinken Sie Brennessel-, Ehrenpreis-, Ackerschachtelhalm- und Ringelblumentee. Für ein Augenbad können Sie Augentrost verwenden.

Persönliche Erfahrung

»Ich hatte sehr starke Kopfschmerzen in meinen Schläfen und im Kopf. Mein Sehvermögen war schlecht und abends und nachts konnte ich praktisch nichts mehr sehen. Meine Augen waren rot und wässerig. Der Arzt empfahl mir eine Operation, aber davor hatte ich Angst. Nach einem Jahr mit diesen Glaukombeschwerden hörte ich von der Urin-Therapie. Also begann ich mit Augenspülungen, zwei- bis dreimal am Tag, und Urintrinken. Innerhalb einer Woche ging es etwas besser mit meinen Augen. Nach einem Monat waren die Kopf- und Augenschmerzen verschwunden. Das Weiße im Auge war wieder sichtbar, und sie waren nicht mehr wässerig. Ich konnte wieder deutlich sehen, auch nachts. Mein Körper ist jetzt in einer ausgezeichneten Verfassung und ich bin viel aktiver als früher. Ich kann wieder lesen und benötige dafür nicht einmal eine Brille.«

■ Gürtelrose (Herpes zoster)

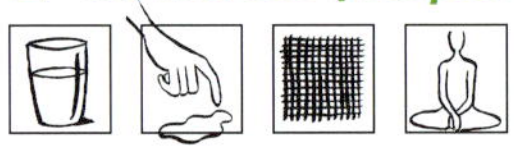

Anwendung

Reiben Sie die betroffenen Stellen regelmäßig mit frischem Urin ein und legen Sie zusätzlich Urin-Kompressen auf. Sie können jeden Tag ein Glas Ihres Morgenurins oder auch mehrere trinken, um den Heilungsprozeß von innen zu unterstützen. Da Gürtelrose eine Virusinfektion ist, empfiehlt sich auch die intensive Urinbehandlung.

Tips

Mischen Sie sich ein Hautöl aus Mandelöl mit ätherischen Ölen, zum Beispiel Rose, Kamille, Geranium, Melisse, Bergamotte und Lavendel, das die Symptome erleichtert. Sie können es direkt auf die Stellen auftragen oder den Kompressen zufügen.

Persönliche Erfahrung

»Vor einer Woche wurde bei mir Herpes zoster diagnostiziert. Die Symptome dieser Erkrankung kamen zum Abklingen, nachdem ich die Bläschen in der Taillengegend mit altem Urin behandelt und täglich ein Glas Morgenurin getrunken hatte.«

■ Haarausfall

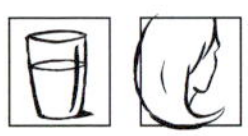

Anwendung

Massieren Sie die Kopfhaut regelmäßig mit altem oder frischem Urin ein. Alter Urin wirkt etwas stärker, doch wenn der Haarausfall dadurch mehr wird, sollten Sie besser frischen Urin verwenden. Lassen Sie den Urin mindestens 15 Minuten einwirken, bevor Sie ihn mit warmem Wasser wieder ausspülen. (Das ist nicht notwendig, wenn Sie und Ihre Mitmenschen keine Probleme mit dem Geruch haben.) Chronischer Haarausfall kann mit dem Stoffwechsel oder einem gestörten Hormonhaushalt zusammenhängen. Trinken Sie täglich ein Glas Ihres Morgenurins, um das Wachstum von innen zu fördern.

Tips

Wohltuend sind regelmäßige Kopfhaut- und Haarbehandlungen mit Walnußblättern. Andere Betroffene berichteten von guten Resultaten durch die Anwendung von Kombucha-Tee. Zwei indische Methoden: Massieren Sie die Kopfhaut mit Ziegenmilch oder mit einem Auszug von Triphala Churna (eine ayurvedische Kräutermischung) gemischt mit Urin.

Zum Nachdenken

Alles, was die Durchblutung der Kopfhaut fördert, hilft den Haaren zu wachsen. Streß oder Anspannung dagegen können auch zu Haarausfall führen. Entspannen Sie Ihre Kopfhaut immer wieder zwischendurch mit Massagen oder einfach in Gedanken: Entspannen Sie die Kopfhaut so, wie Sie eine geballte Faust öffnen, damit das Blut die Haarzellen nähren kann. Es ist übrigens normal, daß etwa 80 Haare pro Tag ausfallen, weil sie durch neue ersetzt werden. Kein Grund zur Sorge also!

Persönliche Erfahrung

»Da ich Haarausfall hatte, rieb ich mir jeden Tag meinen Kopf mit Morgenurin ein. Jetzt, fünf Monate später, werden meine Haare wieder blond und fallen nicht mehr aus. Alle meine Bekannten finden, daß ich momentan so gut aussehe wie schon lange nicht mehr.«

Haarpflege

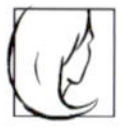

Anwendung

Massieren Sie frischen Urin in die Kopfhaut und Haare ein, lassen Sie ihn einen Moment einwirken und spülen Sie ihn mit Wasser wieder aus. Shampoo oder Seife wird auf diese Weise unnötig. Sie können sich auch mit altem Urin die Haare waschen. Manchmal entsteht dabei in Verbindung mit Fett auch etwas Schaum – natürliche Seife. Wenn die Haare dadurch klebrig werden und aneinander kletten, sollten Sie die Haare zusätzlich noch mit einem milden Shampoo waschen.

Ein Glas Morgenurin trinken vgl. Seite 24f.

Haar- und Kopfhautbehandlungen mit Urin vgl. Seite 31

Tips

Nehmen Sie grundsätzlich nur Shampoos mit natürlichen Inhaltsstoffen. Sehr zu empfehlen (vor allem bei feinem Haar) ist eine Wäsche mit Lavaerde (eventuell mit Urin gemischt), das kräftigt das Haar, reguliert den Fetthaushalt der Kopfhaut und beruhigt Ekzeme. Als Haarkur mischen Sie am besten natürliche Öle (Walnuß, Jojoba, Klettenwurzel) mit ätherischen Ölen. Testen Sie, was Ihnen und Ihrem Haar guttut.

Persönliche Erfahrung

»Seit meinem zwölften Lebensjahr, seit Beginn der Pubertät, leide ich an fettigen Haaren. Meine Oma riet mir damals, meine Haare mit Urin zu waschen. Ich konnte mich jedoch nicht dazu überwinden und glaubte, sie sei verrückt. Mittlerweile bin ich 47 Jahre alt und leide immer noch daran. Je öfter man die Haare wäscht, um so schneller fetten sie nach. Inzwischen trinke ich meinen Urin und wasche meine Haare damit. Sie fühlen sich danach viel weicher an. Ich bin auch sehr darüber verblüfft, daß meine grauen Haare immer mehr verschwinden.«

Halsschmerzen

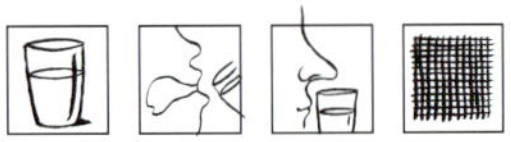

Siehe auch »Angina« *Seite 44.*

Anwendung

Gurgeln vgl. Seite 26
Nasenspülung vgl. Seite 26f.

Gurgeln Sie direkt – etwa fünf bis zehn Minuten – bei den ersten Anzeichen von Halsschmerzen oder einer -entzündung mit Urin oder behalten Sie ihn im Mund. Trinken Sie auch ein Glas Ihres Morgenurins oder mehrere Gläser, um die Abwehrkräfte gegen eine eventuell entstehende Grippe oder Erkältung zu stärken. Eine oder mehrere Nasenspülungen pro Tag bekämpfen die Beschwerden im Hals-, Nasen- und Ohrenbereich. Legen Sie sich, bevor Sie ins Bett gehen, einen warmen Urinwickel um den Hals, um den Heilungsprozeß von außen zu fördern.

Tips

Sitzbad vgl. Seite 30
Darmspülung vgl. Seite 25f.
Urin-Kompressen vgl. Seite 30f.

Schneiden Sie Zwiebeln oder Kohlblätter fein und legen Sie diese in ein Tuch eingewickelt für eine Nacht um den Hals. Geben Sie einen Tropfen japanisches Heilpflanzenöl in ein Glas warmes Wasser und trinken Sie es schluckweise, das beruhigt den Hals. Gurgeln Sie auch mit Salbei- oder Kamillentee und Odermennig.

Zum Nachdenken

Gurgeln mit Urin reinigt und befreit den Hals. Sensorzellen im Kehlgebiet geben wichtige Informationen an das Immunsystem des Körpers weiter. Urin wirkt antiseptisch und stimuliert über diese Sensorzellen das Immunsystem.

Persönliche Erfahrung

»Ich kann mich erinnern, daß meine Mutter mich bei einer starken Halsentzündung mit Urin gurgeln ließ. Dann ist diese Methode in Vergessenheit geraten, erlebt jetzt aber gerade eine Wiedergeburt.«

»Eine alte Dame erzählte mir damals, daß man bei Halsschmerzen getragene Strümpfe in Urin tränken und um den Hals legen sollte. Ich glaubte ihr nicht so recht. Später auf der Universität hörte ich von einem Lehrer etwas über die Urin-Therapie, und da erinnerte ich mich wieder an meine Jugenderfahrung. Jetzt ist die Urin-Therapie Thema meines Endexamens.«

Hämorrhoiden

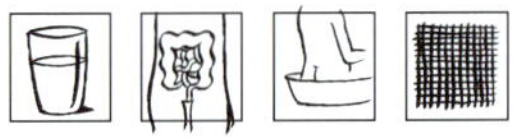

Anwendung

Reinigen Sie Ihren After nach jedem Stuhlgang gründlich, am besten spülen Sie mit Wasser oder auch mit Urin nach und betupfen auf jeden Fall den Ausgang mit Urin. Sammeln Sie jeden Tag ausreichend Urin für ein Sitzbad: Erwärmen Sie den Urin oder geben Sie etwas warmes Wasser dazu, gießen Sie alles in ein Gefäß und bleiben Sie mindestens 20 Minuten darin sitzen. Machen Sie ab und zu eine Darmspülung (vor allem bei inneren Hämorrhoiden) und legen Sie sich warme Kompressen mit Urin auf den Unterbauch. Sie können auch Ihren Morgenurin trinken, um die Behandlung von innen zu unterstützen.

Tips

Bei Hämorrhoiden aufgrund einer Verstopfung erweichen Kräuter und bestimmte Nahrungsmittel, zum Beispiel über Nacht eingeweichtes Trockenobst oder Leinsamen, den Stuhl. Essen Sie grundsätzlich keine scharfen Gewürze. Unterstützende Kräutertees sind Kamille, die auch dem Sitzbad zugefügt werden kann, Roßkastanie und Spitzwegerich.

Zum Nachdenken

Mit dem Schließmuskel entscheiden wir, ob wir etwas festhalten oder loslassen. Verstopfung kann ein Zeichen für Ängste und Sorgen sein. Lassen Sie einfach mal los, entspannen Sie zwischendurch immer wieder den Schließmuskel. Dabei können Sie auch feststellen, wie oft wir unnötige Spannung im Körper halten.

Lassen Sie Sorgen oder Ängste der Vergangenheit oder Zukunft »hinter« sich, halten Sie sie nicht fest.

Persönliche Erfahrung

»Ich litt unter krankhaften Hämorrhoiden, als mir mein Mann, der Sie bei einer Talkshow im Fernsehen gesehen hatte, über die Urin-Therapie berichtete. Meine Hämorrhoiden waren vorher schon dreimal verödet worden, doch die Symptome verschwanden jedesmal nur für kurze Zeit. Ich begann noch am gleichen Tag, meinen Urin zu trinken. Natürlich rieb ich auch meinen After jeden Tag mit einem halben Glas Morgenurin ein und machte eine einzige Darmspülung. Öfter war nicht nötig, da es mir schnell besser ging. Heute geht es mir und meinen Hämorrhoiden gut. Ich ernähre mich gesund, betreibe Yoga und trinke jeden Morgen ein halbes Glas Urin, mit dem Rest reibe ich meinen After und meinen Körper ein. Im Laufe des Tages trinke ich dann noch ein Glas Urin.«

Hautpflege

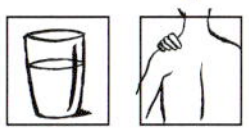

Siehe auch »Risse an Händen und Füßen« *Seite 103.*

Anwendung

Massieren Sie täglich, zum Beispiel morgens vor oder nach dem Duschen, den gesamten Körper oder auch nur das Gesicht mit frischem Urin ein. Trinken Sie Ihren Morgenurin, das erneuert und revitalisiert die Haut von innen.

Ein Glas Morgenurin trinken vgl. Seite 24f.

Ein paar Tropfen Urin als Rasierwasser helfen gegen Hautreizungen, versorgen mögliche Schnittwunden und lassen die Haut schön und glatt werden. Manche Männer verwenden Urin auch anstelle des Rasierschaums.

Tips

Verwenden Sie ausschließlich natürliche Produkte, zum Beispiel von Weleda. Machen Sie sich bewußt, daß alles, was Sie auf die Haut auftragen (Seifen, Lotionen, Deodorants, Parfums), auch in Ihren Blutkreislauf gelangt – und damit in den Urin.

Zum Nachdenken

Die Haut bestimmt unser Erscheinungsbild nach außen. Wie wichtig dies für uns ist, beweist die enorme Anzahl von Produkten auf dem Markt und der Umsatz der Kosmetikindustrie. In vielen Hautcremes befindet sich übrigens Urea (Harnstoff). Urea ist nach Wasser ein weiterer wichtiger Bestandteil des Urins, er versorgt und nährt die Haut.

Persönliche Erfahrung

»Ich begann, auch meinen Körper und meine Haare mit frischem und, wenn sich die Gelegenheit ergab, auch mit altem Urin zu behandeln. Es stimmt wirklich: Urin versorgt die Haut ausgezeichnet, und wenn man ihn gut einmassiert, riecht er gar nicht mehr und macht die Haut so zart wie Seide.«

»Ich verwende keine Hautcremes mehr. Früher benutzte ich immer extra Cremes für empfindliche und trockene Haut. Doch seit ich mich mit Urin pflege, weiß ich, daß ich auch in Zukunft keine speziellen Reinigungsmittel mehr nötig haben werde.«

Körpermassage mit Urin vgl. Seite 30

Hautprobleme

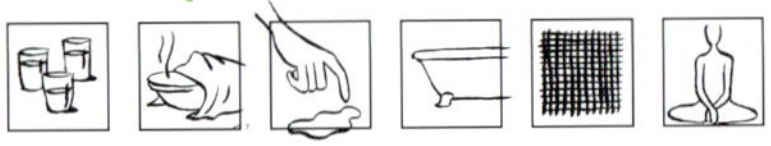

Siehe auch »Akne« *Seite 39*, »Allergien« *Seite 40*, »Ekzem« *Seite 61*, »Neurodermitis« *Seite 96*, »Hautpflege« *Seite 73*,«Risse an Händen und Füßen« *Seite 103* und »Schuppenflechte« *Seite 107*.

Anwendung

Kompressen mit Urin vgl. Seite 30f.

Dampfbad vgl. Seite 27f.

Urin als Badezusatz vgl. Seite 30

Intensive Urinbehandlung vgl. Seite 32ff.

Waschen oder betupfen Sie die betroffenen Stellen mindestens zweimal täglich mit Urin. Zusätzlich können Sie Kompressen mit Urin und eventuell Heilerde auflegen. Es ist egal, ob Sie dazu alten oder frischen Urin verwenden, wobei alter Urin besonders bei chronischen Beschwerden intensiver wirkt. Ein Dampfbad mit Urin und Wasser oder Urin, der dem Badewasser zugefügt wird, wirkt beruhigend auf die Haut. Bei Hautkrankheiten ist eine intensive Urinbehandlung und das Trinken des Urins zu empfehlen, um den Körper zu entgiften und das Abwehrsystem zu stärken. Dabei kann es zu einer Heilreaktion mit sogenannter Erstverschlimmerung kommen, das bedeutet, daß die Symptome, bevor sie abheilen, zuerst schlimmer werden, in manchen Fällen sogar sehr heftig. Dies ist ein Zeichen dafür, daß der Körper sich reinigt. Bei Zweifeln sollten Sie einen naturheilkundigen Arzt oder Heilpraktiker aufsuchen.

Tips

Reduzieren Sie Ihre Pflegeprodukte auf ein Minimum. Verwenden Sie ausschließlich natürliche und möglichst biologische Produkte, zum Beispiel von Weleda oder Logona. Lavaerde ist ein herrliches, natürliches Reinigungsmittel.

Unterstützende Kräutertees sind Johanniskraut, Kamille, Sonnenhut (Echinacea) und Brennessel.

Wenn es sich um einen ernsthaften, langanhaltenden Hautausschlag handelt, sollten Sie mit Hilfe eines Arztes, Heilpraktikers oder Therapeuten die Ursache dafür herausfinden. Häufig handelt es sich um eine Allergie oder Reaktion auf toxische Stoffe im Umfeld des Körpers. Benutzen Sie Salben mit Urea (Harnstoff) oder mischen Sie sich Ihre eigene Urin-Salbe. Reinigende oder heilende Kräuter bei Hautausschlag sind innerlich Brennessel und äußerlich Hamamelis und Beinwell.

Zum Nachdenken

Die Haut ist der Spiegel unserer Gesundheit, sie ist gleichzeitig aber auch ein Ausscheidungsorgan und bildet die Grenze zwischen unserer Innen- und Außenwelt. Die Haut ist unser Schutzmantel. Hautausschlag kann eine Reaktion auf etwas sein, das uns von außen bedrängt und gegen unseren Wunsch nach innen will. Das kann uns im wahrsten Sinn des Wortes reizen und jucken. Hautausschlag kann aber auch entstehen, wenn wir etwas nach außen loswerden wollen. Dann fungiert er als eine Art Entgiftungsprozeß und ist ein gutes Zeichen. Sich wohl in seiner Haut zu fühlen, ist Voraussetzung für eine schöne und gesunde Haut.

Persönliche Erfahrung

»Ich bin 38 Jahre alt und war immer sehr gesund. Eines Tages bekam ich aber von einem Tag zum anderen einen roten, juckenden Ausschlag auf den Augenlidern. Wenn ich meine Augen rieb, schwollen die Lider noch zusätzlich an. Als der Ausschlag nicht von alleine verschwand, ging ich zum Hautarzt. Da er nichts entdekken konnte, suchte ich noch einen anderen auf und einen Arzt, der auch Heilpraktiker ist, und ließ Allergietests durchführen – ohne Erfolg. Nur mit einer Kortisoncreme verschwand der Ausschlag für drei bis vier Tage, kam aber immer wieder zurück. Da erinnerte ich mich an die Urin-Therapie. Ich verbannte die Salben

und betupfte meine Augenlider morgens und abends mit Urin. Nach den ersten drei Tagen blühte der Ausschlag noch einmal auf, doch ich blieb bei Urin, und die Rötung verschwand. Nach ca. drei Wochen betupfte ich die Lider nur noch morgens, nach fünf Wochen nur noch alle zwei bis drei Tage, dann hörte ich ganz damit auf. Mein Ausschlag auf den Augenlidern ist verschwunden und bis jetzt (ein Jahr später) nicht wieder erschienen.«

■ Hepatitis (Leberentzündung)

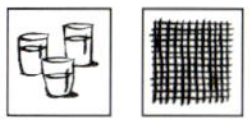

Anwendung

Konsultieren Sie bei akuter Leberentzündung auf jeden Fall zuerst einen Arzt oder Heilpraktiker und sprechen Sie mit diesem ausführlich über eine Anwendung der Urin-Therapie.

Trinken Sie für einige Tage soviel Urin wie möglich und essen Sie so wenig wie nötig (ausschließlich Lebensmittel, die die Leber nicht unnötig belasten, fragen Sie hierzu einen Ernährungsberater). Eventuell können Sie auch einige Tage mit Urin und Wasser fasten. Legen Sie warme Urin-Kompressen auf das Lebergebiet, die ruhig einige Stunden einwirken können. Erneuern Sie die Kompresse zwischendurch mit erwärmtem Urin.

Tips

Unterstützen Sie die Behandlung durch eine fettarme Diät, suchen Sie für genaue Ernährungshinweise einen Fachmann auf. Weitere Wärmebehandlungen im Leberbereich helfen beim Heilungsprozeß. Sie können eine Wärmflasche mehrmals täglich für 20 Minuten auflegen. Unterstützende Kräuter sind Schöllkraut, Löwenzahn, Johanniskraut und Schafgarbe. Ayurvedische Aufbaupräparate für die Leber sind LIV 52 oder Livocin. Außerdem empfiehlt es sich auf lange Sicht, etwa zweimal im Jahr eine Gallen-Leber-Reinigungskur (siehe *Seite 21ff.*) zu machen.

Zum Nachdenken

Entledigen Sie sich von allem, was Ihnen »über die Leber läuft«. Die Leber ist dafür verantwortlich, daß alle Giftstoffe aus dem Blut gefiltert werden. Das gilt auch für negative Gefühle. Siehe auch Übung bei »Gallenblasenprobleme« auf *Seite 65*.

Persönliche Erfahrung

»Nach einer unentdeckten und daher auch nicht behandelten Hepatitis A hatte ich eine chronische Leberentzündung. Trotz Diät und Medikamenten litt ich immer wieder unter Schmerzen. Ich hörte von der Urin-Therapie und trank voller Hoffnung ca. vier Wochen lang jeden Tag ein Glas Morgenurin. Danach fühlte ich mich gut.«

Trinken von Urin vgl. Seite 23ff.

■ Herpes

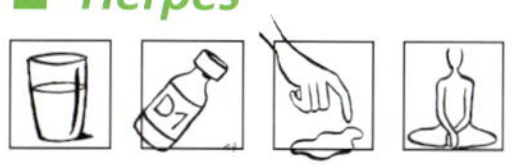

Anwendung

Betupfen Sie die Herpesbläschen mehrmals pro Tag mit frischem Urin. Herpes bricht oft bei einem schwachen Immunsystem aus. Trinken Sie deshalb jeden Tag ein Glas Ihres Morgenurins, um Ihre Abwehrkräfte zu stärken. Wenn Sie immer wieder unter Herpes leiden, können Sie die intensive Urinbehandlung oder die homöopathische Urinbehandlung anwenden, um Ihren Körper zu entgiften.

Stellen lokal mit Urin betupfen vgl. Seite 29

Homöopathische Potenzierung vgl. Seite 28

Tips

Lassen Sie bei chronischem Herpesleiden überprüfen, zum Beispiel mit Hilfe von Elektro-Akupunktur, ob sich Schwermetalle im Körper befinden oder ob Sie an einer Lebensmittelallergie leiden. In solchen Fällen empfiehlt sich eine homöopathische Entgiftungskur.

Persönliche Erfahrung

»Ich bekomme sehr häufig Herpesbläschen an der Lippe, die weder mit Labiosan, Ultralan oder ähnlichem schmerzlos und schnell abheilen. Im Sommer 1994 hatte ich gerade Ihr Buch ›Die goldene Fontäne‹ gelesen und rieb sofort einen beginnenden Herpes an der Lippe mit Eigenurin ein. Das Wunder geschah, indem die Bläschen direkt zurückgingen, gar nicht erst aufbrachen und auch nicht schmerzten.«

Herz- und Gefäßbeschwerden

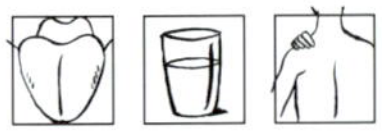

Anwendung

Trinken von Urin vgl. Seite 23ff.

Körpermassage mit Urin vgl. Seite 30

Einige Tropfen unter die Zunge nehmen vgl. Seite 23f.

Bei leichten Herzbeschwerden können Sie jeden Tag ein Glas Morgenurin trinken und ein- oder zweimal pro Jahr für eine Woche mit Urin fasten. Massieren Sie Ihren Körper, vor allem den Brustraum, mit Urin ein, um die Herzfunktion zu unterstützen. Bei einem Herzinfarkt sollten Sie sich zuerst von einem Fachmann behandeln lassen, eventuell mit allopathischen Medikamenten. Beginnen Sie nach einiger Zeit langsam mit der Urin-Therapie, wenn Ihr Therapeut keine Bedenken hat. Nehmen Sie täglich einige Tropfen unter die Zunge und steigern Sie die Menge langsam. Beobachten Sie, inwieweit die Therapie mit den allopathischen Mitteln zu kombinieren ist.

Tips

Konsultieren Sie bei Herzbeschwerden auf jeden Fall einen Arzt oder Heilpraktiker. Allgemein unterstützende Kräutertees sind Hirtentäschelkraut, das eine regulierende Wirkung auf Herz und Gefäße hat, Knoblauch, Mistel, Weißdorn und Rosmarin.

Zum Nachdenken

Herzprobleme können eventuell auch entstehen, wenn wir Schwierigkeiten haben, unsere tiefsten Gefühle auszuleben und zu verarbeiten. Das Herz ist das Zentrum solcher Emotionen wie Liebe, Mitgefühl, aber auch Trauer und Verlust. Die Ausdrücke »ein gebrochenes Herz«, »herzzerreißend« oder »herzlich« sind uns allen bekannt.

Nehmen Sie sich täglich einen Moment Zeit und legen Sie die Hände auf den Herzbereich. Fühlen Sie, was Sie dort spüren.

Persönliche Erfahrung

»Mit 47 Jahren hatte ich einen Herzanfall. Die Ärzte im Krankenhaus stellten fest, daß einige Gefäße zu 50 bis 80 Prozent blockiert waren. Die Ärzte rieten mir zu einem Bypass, aber da das eine risikoreiche Operation sein würde, wollten wir es zuerst mit Medikamenten versuchen. Ein halbes Jahr später las ich ein Buch über die Urin-Therapie, und direkt am folgenden Tag begann ich mit der Anwendung. Während des ersten halben Jahres trank ich die gesamte Menge meines Urins. Im zweiten halben Jahr reduzierte ich die Menge auf vier Gläser und später auf zwei Gläser pro Tag. Inzwischen sind Jahre vergangen, und ich bin in hervorragender Verfassung. Ich habe festgestellt, daß die Ernährung bei der Urin-Therapie sehr wichtig ist. Sie schlägt nicht so gut an, wenn die Ernährung ungesund ist. Ich habe meinen Speiseplan auf Obst, Gemüse, Reis, Milch und Honig reduziert. Und natürlich mache ich viele sanfte Körperübungen. Ich fühle mich heute topfit und sehe 15 Jahre jünger aus.«

Heuschnupfen

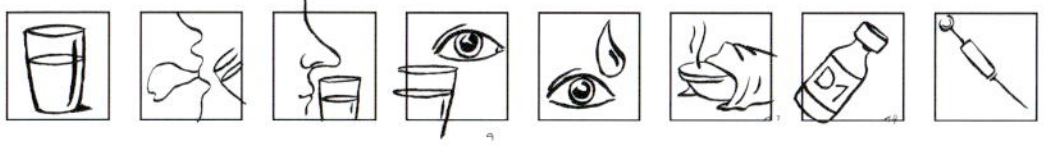

Anwendung

Trinken Sie während der Heuschnupfen-Periode mindestens ein Glas Morgenurin pro Tag oder, wenn Sie wollen, auch mehr. Steigern Sie die Menge bei einem akuten Allergieanfall. Gurgeln und Nasenspülungen stärken die Schleimhäute. Wenn Sie unter juckenden Augen leiden, können Sie mehrmals am Tag frischen Urin, eventuell mit etwas Wasser verdünnt, falls er zu konzentriert ist, in die Augen träufeln oder ein Augenbad nehmen. Auch Urin-Injektionen wirken dem Heuschnupfen entgegen, hier kann schon eine einzelne große Verbesserungen bewirken. Urin-Injektionen sollten nur fachkundig oder von einem erfahrenen Therapeuten verabreicht werden. Inhalieren mit Urin macht die Atemwege frei. Betupfen Sie Stellen mit Hautreizungen oder Ausschlag mit einem in frischem oder altem Urin getränkten Tuch oder Wattebausch. Für eine vorherige Entgiftung des Körpers empfiehlt sich eine Kur mit der homöopathischen Potenzierung des Urins.

Tips

Es gibt gute homöopathische Mittel, die Heuschnupfen-Symptome erleichtern. Achten Sie auf Ihre Ernährung. Essen Sie möglichst keine schleimformenden Nahrungsmittel wie Käse und Milch. Brennesseltee ist gut bei Allergien. Machen Sie regelmäßig Atemübungen, zum Beispiel Pranayama, eine Yoga-Technik, die sich bei verschiedenen Beschwerden der Atemwege als hilfreich erwiesen hat. Suchen Sie sich dafür einen Yogalehrer.

Zum Nachdenken

Siehe »Allergien« *Seite 40.*

Persönliche Erfahrung

»Ich bin 33 Jahre alt und leide seit meinem dritten Lebensjahr an Heuschnupfen, Bronchitis und Neurodermitis. Nachdem ich Ende 1994 begann, die Urin-Therapie anzuwenden, war ich sehr gespannt auf die alljährlich wiederkehrenden allergischen Reaktionen beim Flug von Hasel- und Birkenpollen. In den vergangenen Jahren war ich in dieser Zeit meist ein bis zwei Wochen krank und mußte mit Kortison behandelt werden. Im folgenden Februar (Haselblüte) und im April (Birkenblüte) stellte ich wie jedes Jahr morgens verstärkten Juckreiz der Augen fest, aber erstaunlicherweise nur für zwei bis drei Tage. Auch mit meiner Haut hatte ich kaum Probleme, obwohl ich mit dem Fahrrad zur Arbeit fuhr – immerhin 30 Kilometer pro Tag. Im Sommer hatte ich erwartungsgemäß – besonders auf dem Heimweg – unter Gräserpollen zu leiden. Doch da ich wußte, daß manche Urin-Therapeuten ihre Patienten zunächst mit dem Allergie auslösenden Faktor konfrontieren, um ihnen nach der allergischen Reaktion frischen Urin zu injizieren, habe ich meinen Urin nach dem Heimweg einfach getrunken und meine Haut damit eingerieben. Diese beruhigte sich immer sehr schnell, und nach wenigen Tagen waren kaum noch allergische Reaktionen sichtbar. Daraufhin habe ich meine Wegstrecke öfter gewechselt, um diese Methode der Immunisierung mit möglichst vielen verschiedenen Pollenarten durchzuführen. Und jedesmal verschwanden die allergischen Reaktionen wie Hautquaddeln und verquollene Augen innerhalb weniger Tage. Ich stellte nebenbei auch meine Ernährung um: Ich trinke jetzt weniger Alkohol und esse weniger Fleisch, dafür aber viel mehr Obst. Früher war es für mich fast unmöglich, Äpfel und Nüsse zu essen, weil meine Lippen, die Mundhöhle und auch die Speiseröhre anschwollen. Heute kann ich täglich einen Apfel essen. Insgesamt hat sich meine Lebensqualität erheblich verbessert.«

Spülungen mit Urin vgl. Seite 26f.

Urin-Injektionen vgl. Seite 28f.

Urin-Inhalation vgl. Seite 27f.

Homöopathische Potenzierung vgl. Seite 28

»Schon seit vielen Jahren mache ich in meiner Praxis (Naturheilkunde) Gebrauch von der positiven Wirkung der Urin-Therapie. Sehr schön sind die Resultate vor allem bei Heuschnupfen und Ekzemen. Ich rate meinen Patienten, mit einem Tropfen Urin in der Tasse Tee oder Kaffee zu beginnen und die Dosis jeden Tag um einen Tropfen bis zu einem vollen Teelöffel zu erhöhen. Danach die Menge wieder jeden Tag um einen Tropfen zu reduzieren. Also, von einem Tropfen bis zu einem Teelöffel und wieder zurück von einem vollen Teelöffel auf einen Tropfen.«

HIV

Siehe »Aids« *Seite 37ff.*

Hormonstörungen

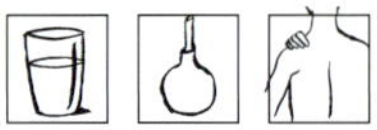

Anwendung

Am besten beginnen Sie bei Hormonstörungen mit dem Urintrinken: jeden Morgen ein Glas auf nüchterem Magen. Fangen Sie mit einigen Tropfen an und erhöhen Sie die Menge dann im Laufe der Tage auf ein Glas. Gurgeln Sie kurz mit dem Urin, bevor Sie ihn hinunterschlucken. Morgenurin enthält Hormone, zum Beispiel Melatonin oder Geschlechtshormone, die das Hormongleichgewicht im Körper regulieren können. Teilweise werden die Hormone durch die Haut oder den Darm jedoch besser aufgenommen als durch den Magen, da sie von der Magensäure zerlegt werden können. Darum eignen sich auch Massagen und Klistiere sehr gut zur Behebung der Hormonstörungen. Wenn Sie jedoch Hormonpräparate einnehmen, beraten Sie sich vor Anwendung der Urin-Therapie mit einem Arzt oder Heilpraktiker.

Ein Glas Morgenurin trinken vgl. Seite 24f.

Körpermassage mit Urin vgl. Seite 30

Klistier vgl. Seite 25

Tips

Nehmen Sie möglichst nur natürliche Hormonpräparate, um Hormonstörungen zu behandeln. Auch bestimmte Kräuter wie die Mistel haben eine starke Wirkung.

Zum Nachdenken

Hormone bilden eine Brücke zwischen unserem Körper und unseren Gefühlen. Dabei treten jederzeit Schwankungen auf, abhängig von unseren Stimmungen, den Jahreszeiten und unserem Alter. Diese Schwankungen gehören zum Leben, alles ist immer in Bewegung und Veränderung. Urin spiegelt diese Schwankungen und kann sie, wenn Sie ihn einnehmen, wieder ins Gleichgewicht bringen.

Persönliche Erfahrung

»Ich trinke seit einiger Zeit meinen Morgenurin. Am Anfang fiel es mir schwer, aber man gewöhnt sich daran. Ich fühle mich seitdem besser und massiere jetzt auch meinen Körper damit. Ich habe die Urinkur hauptsächlich wegen meiner starken Gesichtsbehaarung (vor allem Oberlippe und Kinn) begonnen. Ich mußte mich jeden Tag wie ein Mann rasieren. Ich war schon bei vielen Ärzten und alle sagten, daß dagegen noch kein Kraut gewachsen sei. Doch seitdem ich meinen eigenen Saft trinke und mich auch damit einreibe, sprießen die Haare nicht mehr so stark. Und als positiver Nebeneffekt ist meine Haut ganz zart und glatt geworden. Es ist wirklich eine Gabe Gottes, daß es so etwas Natürliches gibt.«

Husten

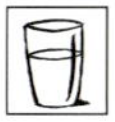 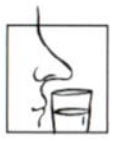 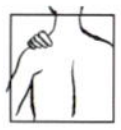 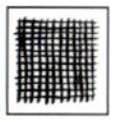

Anwendung

Trinken Sie jeden Tag ein Glas Ihres Morgenurins (wenn Sie wollen auch mehr oder öfter) und gurgeln Sie vor dem Schlucken damit. Nasenspülungen stärken die Schleimhäute, und Massagen oder Kompressen auf Brust, Rücken und Hals können den Husten lindern. Bei lang anhaltendem oder chronischem Husten sollten Sie auch einen naturheilkundigen Arzt oder Heilpraktiker aufsuchen, um die Ursachen und eine passende Therapie herauszufinden.

Tips

Häufig verwendete Kräutertees sind Kamille, Süßholz, Holunderblüten, Fenchel und Thymian.

Persönliche Erfahrung

»Ich habe von meiner Großmutter eine schwache Lunge geerbt. Obwohl ich sonst gesund bin, mußte ich doch immer sehr schnell husten. Nun habe ich all meinen Mut zusammengenommen und jeden Morgen ein Glas Urin getrunken. Nach vier Tagen war ich bereits so gekräftigt, daß ich nicht mehr husten mußte. Eine knappe Woche hat also ausgereicht, um eine 60jährige Plage von mir zu nehmen. Jetzt trinke ich viermal am Tag ein Glas zwischen den Mahlzeiten anstelle von Süßigkeiten – und fühle mich gut.«

Hypoglykämie

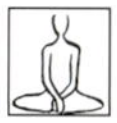

Anwendung

Bei Hypoglykämie handelt es sich um einen stark herabgesetzten Zuckergehalt des Blutes. Hier ist ein intensives Programm erforderlich, um den Blutzuckerspiegel langfristig wieder ins Gleichgewicht zu bringen. Trinken Sie zu Anfang nur kleine Mengen Urin und gehen Sie so schnell wie möglich zu einer intensiven Urinbehandlung über. Falls starke Schwankungen des Blutzuckerspiegels ein Fasten nicht zulassen sollten, essen Sie Diät. Da diese bei jeder Person sehr unterschiedlich sein kann, sollten Sie eine fachkundige Person, einen Arzt oder Heilpraktiker, zu Rate ziehen.

Nasenspülung vgl. Seite 26f.

Urin-Kompressen vgl. Seite 30f.

Intensive Urinbehandlung vgl. Seite 32ff.

Tips

Lassen Sie sich durch einen spezialisierten naturheilkundigen Arzt oder Heilpraktiker auf Lebensmittelallergien untersuchen. Eine zeitweilige Einnahme von Nahrungssupplementen, zum Beispiel Chrom oder Zink, kann hilfreich sein (siehe auch »Bauchspeicheldrüsenbeschwerden« *Seite 50*).

Immunsystem, Stärkung des

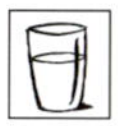 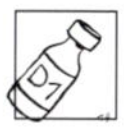 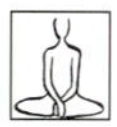

Anwendung

Trinken Sie regelmäßig Ihren Morgenurin. Weiterhin stärken alle Anwendungen mit Urin die Abwehrkräfte. Der Urin enthält wertvolle Stoffe, zum Beispiel Antikörper, Antigene oder geringe Spuren von Schwermetallen, die dem Organismus den Impuls geben, das körpereigene Abwehrsystem zu verstärken. Urin wirkt also wie eine Art der Selbstimpfung. Das gleiche gilt für die homöopathische Potenzierung, die allerdings mehr auf energetischer Ebene wirkt und sich deshalb besonders gut für eine Entgiftung eignet. Die intensive Urinbehandlung empfiehlt sich vor allem bei chronischen Krankheiten. Dabei wird der körpereigene Kreislauf »kurzgeschlossen«, so daß alle Prozesse intensiver und beschleunigt werden und dadurch die inneren Selbstheilungskräfte aktiviert werden.

Homöopathische Potenzierung vgl. Seite 28

Intensive Urinbehandlung vgl. Seite 32ff.

Tips

Verschiedene Kräuter unterstützen das Immunsystem, zum Beispiel Echinacea (als Tinktur oder Tee), Basilikum, asiatischer Wassernabel, Brennessel, Odermennig und Kombucha-Tee. Auch harmonisierende Körperübungen haben eine nachweisbare verstärkende Wirkung auf die Abwehrkräfte. Bei diesen Übungen kann die Lebenskraft wieder optimal durch den gesamten Organismus strömen, was wiederum zur Anregung der Selbstheilungskräfte führt.

Impotenz

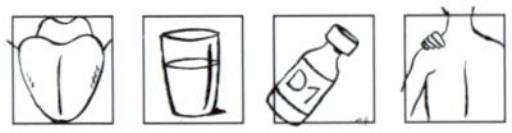

Anwendung

Urin enthält Geschlechtshormone, die sich positiv auf unser Sexualleben auswirken können. Trinken Sie jeden Morgen ein Glas Urin oder nehmen Sie einige Tropfen unter die Zunge. Massieren Sie den Genitalbereich und die Geschlechtsorgane mit frischem Urin. Trinken Sie viel, um Ihre Nieren zu entlasten, da diese auch mit sexueller Vitalität in Zusammenhang stehen.

Ein Rat aus der Literatur der Urin-Therapie: Mischen Sie sich eine hömöopathische Potenzierung des ersten Urins nach dem Geschlechtsverkehr.

Tips

Weizenkeime und andere Vitamin-E-Lieferanten scheinen einen positiven Einfluß auf die Potenz zu haben. Weiterhin gibt es verschiedene Kräuter (Holunderblütentee, Petersilie, Sellerie, Kerbel, Knoblauch und Ingwer) und Hautöle (Ölmischungen aus Jasmin, Muskatellersalbei, Sandelholz, Ylang-Ylang und Ingwer können Sie selbst herstellen), die stimulierend oder revitalisierend wirken. Suchen Sie sich auch einen Ausgleich zu Ihrer täglichen Arbeit, wie spazierengehen, schwimmen oder joggen, so daß Ihr gesamter Organismus in Schwung gebracht wird.

Zum Nachdenken

Sexuelle Energie ist eine wichtige Kraft und Triebfeder in unserem Leben. Der Ver»Lust« an sexueller Potenz kann neben physischen Ursachen auch psychische oder emotionale haben. Vielleicht haben wir Angst, bestimmten Erwartungen nicht (mehr) gerecht zu werden oder zu versagen.

In der chinesischen Tradition heißt es, daß Urin auch das »Chi« (Lebenskraft) der Nieren enthält. Die Nieren sind in der gleichen Tradition wiederum mit sexueller Vitalität verbunden.

Siehe auch die Übung auf *Seite 67*.

Persönliche Erfahrung

»Durch das regelmäßige Trinken von Shivambu (Eigenurin) werden Männer und Frauen gleichermaßen sexuell potent und die Zeichen des Alters verschwinden.«

»In der traditionellen Heilkunde in China wurden und werden noch stets viele Körpersubstanzen und -ausscheidungen als Heilmittel verwendet. Dazu gehört natürlich auch Urin. Das Urintrinken wird außerdem Männern empfohlen, um die sexuelle Energie zu stimulieren.«

Insektenstiche

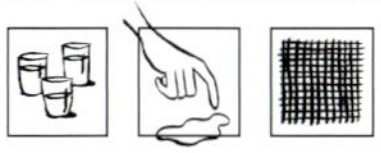

Anwendung

Urinieren Sie direkt nach dem Stich oder Biß eines Insekts oder anderen Tieres über die Stelle oder betupfen Sie die Stelle mit frischem Urin. Lassen Jucken oder Schmerzen nicht nach, können Sie Urin-Kompressen auflegen. Dafür können Sie sowohl frischen als auch alten Urin verwenden. Der Urin, den Sie direkt nach dem Stich oder Biß trinken, wirkt als Gegengift und stärkt die Abwehrkräfte des Körpers.

Im Falle eines Schocks können Sie auch den Urin anderer Personen benutzen.

Tips

Verwenden Sie natürliche Öle, zum Beispiel Lavendel-, Zitronenmelisse- oder Teebaumöl, als Insektenabwehrmittel.

Persönliche Erfahrung

»In einem Urlaub in Südfrankreich stach mich eine Wespe in den Fuß. Ich wußte zwar, daß Urin bei Stichen hilft, doch wo sollte ich so schnell welchen herbekommen? Mein Mann konnte aushelfen, und so verschwanden wir zusammen hinter ein paar Büschen, und er urinierte mir direkt über meinen Fuß. Der Schmerz verschwand sofort und ich hatte keine Probleme mehr mit dem Stich.«

Ischias

Siehe »Rückenschmerzen« *Seite 103*.

Kaposi-Sarkom

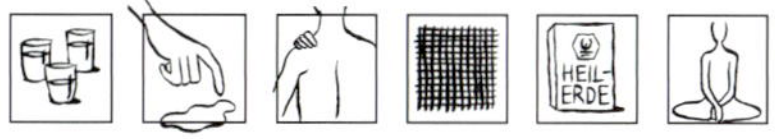

Siehe auch »Aids« *Seite 37ff.* und »Krebs« *Seite 85f.*

Anwendung

Betupfen Sie die Stellen mit altem oder frischem Urin, oder massieren Sie den ganzen Körper solange damit ein, bis der Urin vollständig eingezogen ist. Alter Urin wirkt in der Regel intensiver als frischer. Auf sehr große betroffene Hautstellen sollten Sie besser Urin-Kompressen oder Heilerde-Urin-Packungen legen. Die äußerliche Anwendung kann das Wachstum der Kaposi-Sarkome eindämmen oder die Stellen sogar kleiner werden lassen. Trinken Sie außerdem Ihren Urin, um Ihr Immunsystem zu stärken. Die intensive Urinbehandlung empfiehlt sich, um den Körper grundlegend zu reinigen und von allen Vorbelastungen zu befreien.

Stellen lokal mit Urin betupfen vgl. Seite 29

Körpermassage mit Urin vgl. Seite 30

Kompressen mit Urin vgl. Seite 30f.

Trinken von Urin vgl. Seite 23ff.

Tips

Siehe »Krebs« *Seite 85* und »Aids« *Seite 38*.

Zum Nachdenken

Kaposi-Sarkome sind Wucherungen an den Enden der Blutgefäße der Haut oder des darunterliegenden Bindegewebes. Im fortgeschrittenen Stadium greifen sie auf Schleimhäute und innere Organe (Leber, Milz, Knochen, Gehirn) über. Die Haut ist unsere Schutzhülle nach außen und bestimmt über unser Aussehen. Damit ist das Kaposi-Sarkom eine enorme Herausforderung an uns im Umgang mit anderen Menschen, egal wie wir aussehen; für die Menschen mit Kaposi-Sarkom, sich nicht abzukapseln und für ihre Mitmenschen, nicht nur auf die äußerliche Hülle zu schauen.

Persönliche Erfahrung

»Ich begann mit dem Trinken eines kleinen Gläschens der von meinem Körper gefilterten Flüssigkeit, steigerte die Menge dann aber auf mehrere Gläser pro Tag. In den folgenden sieben Monaten wurden die Stellen mit Kaposi-Sarkomen stets kleiner und verschwanden letztendlich sogar.«

Keuchhusten

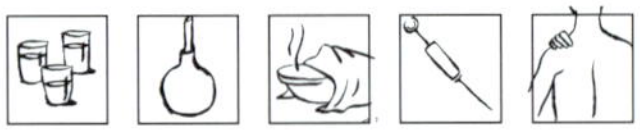

Siehe auch »Husten« *Seite 79.*

Anwendung

Trinken Sie ein oder mehrere Gläser Urin pro Tag und gurgeln Sie vor dem Schlucken gründlich damit. Inhalieren Sie mit Urin, um die Hustenanfälle und die Schleimproduktion einzudämmen. Erhitzen Sie dazu den Urin (eventuell mit zusätzlichem Wasser) und inhalieren Sie damit mindestens einmal pro Tag. Massieren Sie die Brust und den Rücken mit erwärmtem frischen oder alten Urin ein und machen Sie ein Klistier. Bei Kindern, die keinen Urin trinken wollen, können Sie mit einer Pipette einige Tropfen in den Mund träufeln oder mit Saft oder Tee vermischen.

Urin-Inhalation vgl. Seite 27f.
Augenbad vgl. Seite 27
Augentropfen vgl. Seite 27
Urin-Injektion vgl. Seite 28f.

Mehrere Ärzte haben Keuchhusten während Epidemien auch erfolgreich mit Urin-Injektionen behandelt. Diese sollten allerdings nur fachkundig angewendet werden.

Tips

Hängen Sie sich nachts einen Beutel mit Keuchhustenpulver (in Apotheken erhältlich) um den Hals. Seine ätherischen Öle verdampfen langsam und wirken dadurch beruhigend. Trinken Sie Thymian- und Spitzwegerichtee mit etwas Zitronensaft und Zucker, und legen Sie Zwiebel- oder Meerrettichkompressen auf die Brust.

Persönliche Erfahrung

»Vor einem Jahr bekam mein Sohn Keuchhusten. Wir probierten verschiedene Medikamente aus, aber nichts half. Meine Mutter kam zu Besuch und gab dem jungen Patienten seinen eigenen Urin nach jedem Wasserlassen zu trinken. Und so wurde der langanhaltende Husten mit einer einfachen Methode geheilt. Schritt für Schritt besserte sich sein Zustand, und am Ende war der Keuchhusten verschwunden. Seitdem verwenden wir diese Methode immer, wenn der Junge krank wird.«

Kontaktlinsen

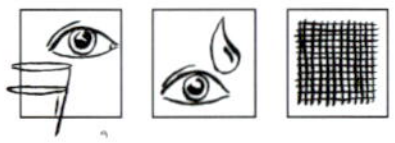

Anwendung

Kontaktlinsen können die Augen strapazieren oder reizen. Nehmen Sie bei ermüdeten, von den Kontaktlinsen juckenden oder gereizten Augen ein Augenbad mit Urin oder träufeln Sie einige Tropfen ins Auge, eventuell mit Wasser verdünnt. Nehmen Sie vorher die Kontaktlinsen heraus. Eine Urin-Kompresse auf den Augenlidern wirkt wohltuend und beruhigend. Frischer Urin wird auch von einigen Menschen als Aufbewahrungs- oder Reinigungsflüssigkeit für ihre Kontaktlinsen verwendet, da es sich um eine sterile Salzlösung handelt.

Tips

Augenkompressen mit Rosenwasser wirken kühlend und erfrischend. Ein Augenbad oder eine Kompresse mit Augentrost beruhigt übermüdete oder gereizte Augen.

Zum Nachdenken

Urin wurde über die Jahrhunderte hinweg als Wasch- und Reinigungsmittel verwendet. Er enthält unter anderem natürliche fettlösende Substanzen und ist normalerweise steril. Urin wurde auch als Glasreinigungsmittel zum Fensterputzen benutzt – und Kontaktlinsen sind ja auch winzige Fensterchen.

Persönliche Erfahrung

»Ich könnte mir vorstellen, daß ich eine Neuigkeit für Sie habe! Und zwar: Ich trage weiche Kontaktlinsen und benutze für den letzten Reinigungsgang meinen Urin. Meine Begeisterung über diese Entdeckung ist sehr groß.«

■ Kopfschmerzen

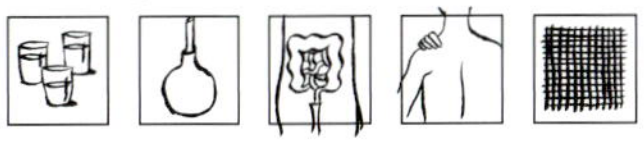

Siehe auch »Migräne« *Seite 92.*

Anwendung

Eine direkte Behandlung mit Urin kann in Form von Urin-Kompressen auf dem Kopf und/oder Urinmassagen des Halses und Kopfes erfolgen. Bei akuten Kopfschmerzen kann das Trinken des Urins (ein bis mehrere Gläser pro Tag) eine direkte Linderung bringen. Auch eine Darmspülung oder ein Klistier können hilfreich sein, denn manchmal stehen Kopfschmerzen mit Darmproblemen in Zusammenhang. Wenn Schlacken- oder Giftstoffe nicht gut abgeführt werden, können sie wieder in den Kreislauf gelangen und den Organismus belasten. Manchmal sind Kopfschmerzen auch allergiebedingt.

Tips

Finden Sie die Ursachen Ihrer Kopfschmerzen heraus und stimmen Sie die Urinbehandlung darauf ab. Ursachen können zum Beispiel schlechte Verdauung, Verstopfung, Verspannung des Nackens oder Schultern oder auch Allergien sein. Pfefferminzöl, auf die Schläfen aufgetragen, lindert Kopfschmerzen.

Zum Nachdenken

Kopfschmerzen können verschiedene Ursachen haben, zum Beispiel Streß, Spannungen, unterdrückte Gefühle wie Wut oder Lust oder Selbstkritik. Die Kunst ist dann, sich zu entspannen und sich über seine tieferliegenden Gefühle klarzuwerden. Es hat keinen Zweck, verkrampft zu grübeln, um Antworten auf unsere Fragen zu erhalten. Lösungen kommen ganz von alleine, wenn Sie Raum dafür schaffen.

Legen Sie sich bei Kopfschmerzen (besser natürlich noch davor) entspannt und bequem hin und lassen Sie Ihren Kopf leer strömen. Entspannen Sie alles, vor allem auch die Augen, und stellen Sie sich vor, wie Ihr Kopf sich ins Nichts auflöst.

Persönliche Erfahrung

»Ich habe schon jahrelang Beschwerden: Verspannungen meines Nackens und der Schultern, Kopfschmerzen und seit einem Jahr auch einen zu hohen Blutdruck und Wasser in den Beinen. Nun trinke ich seit einem Vierteljahr morgens meinen Urin auf nüchternen Magen. Die Verspannungen und Kopfschmerzen sind bedeutend weniger geworden. Mein Blutdruck ist allerdings noch immer zu hoch.«

Urin-Kompressen vgl. Seite 30f.

Körpermassage mit Urin vgl. Seite 30

Trinken von Urin vgl. Seite 23ff.

Einläufe mit Urin vgl. Seite 25f.

Kosmetik-Allergie

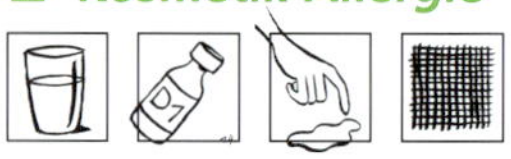

Siehe auch »Allergien« *Seite 40* und »Hautprobleme« *Seite 74*.

Anwendung

Stellen lokal mit Urin betupfen vgl. Seite 29

Kompressen mit Urin vgl. Seite 30f.

Homöopathische Potenzierung vgl. Seite 28

Körpermassage mit Urin vgl. Seite 30

Betupfen Sie die entsprechenden Stellen mehrmals pro Tag mit frischem oder altem Urin. Sie können auch für ca. 30 Minuten Urin-Kompressen auflegen, damit der Urin intensiver von der Haut absorbiert werden kann. Für eine innere Entgiftung können Sie jeden Tag ein Glas Morgenurin trinken. Nehmen Sie vorher für etwa zwei Wochen den homöopathisch potenzierten Urin ein. Auf diese Weise helfen Sie dem Körper, sich von Schwermetallen und anderen giftigen Substanzen zu befreien.

Tips

Vermeiden Sie Hautkontakt mit allem, was chemisch ist oder chemisch behandelt wurde. Pflegen Sie Ihre Haut ausschließlich mit rein natürlichen Produkten (zum Beispiel von Weleda).

Zum Nachdenken

Kosmetikprodukte waren ursprünglich dazu gedacht, die Menschen schöner zu machen. Früher stellte man Kosmetika aus natürlichen Substanzen her, doch heute sind die meisten Produkte synthetischer Natur. Denken Sie daran, daß alles, was Sie auf die Haut auftragen, auch in Ihren Blutkreislauf sickert und auf diese Weise in jede Zelle gelangt. Urin ist ein natürlicher Hautversorger, der zudem gratis ist. Einer seiner Wirkstoffe, Urea (Harnstoff), wird auch in vielen Hautcremes verwendet.

Persönliche Erfahrung

»Ich hatte seit ungefähr einem Jahr Probleme mit einer Kosmetik-Allergie, wodurch ich regelmäßig einen schlimmen Ausschlag bekam. Diesen Ausschlag unterdrückte ich mit einer Hormon- und Teersalbe. Im letzten Sommer beschloß ich, die Salbe wegzulassen und es mit Urin zu versuchen. Vier Wochen später waren meine Arme ganz glatt und die Haut sah phantastisch aus. Ich hatte auch noch einige warzenähnliche Gewächse auf meinen Händen und im Gesicht, die durch die Anwendung der Hormonsalbe vor einem Jahr entstanden waren. Sie sind vollständig verschwunden. Ich fühle mich buchstäblich viel besser in meiner Haut.«

Krampfadern

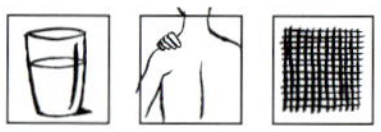

Anwendung

Massieren Sie zweimal täglich die Stellen mit Krampfadern leicht mit Urin ein. Auch Kompressen oder Wickel mit Urin sind empfehlenswert. Tauchen Sie dazu ein Tuch in warmen (frischen oder alten) Urin und wickeln Sie es um die Beine. Lassen Sie den Umschlag mindestens eine Stunde einwirken. Trinken Sie möglichst auch jeden Tag ein Glas Morgenurin. Handelt es sich um eine Krampfaderentzündung, behandeln Sie diese mit kühlenden Urin-Packungen anstelle der Urin-Massagen, um Embolien vorzubeugen. Suchen Sie in diesem Falle auch immer einen Fachmann auf.

Tips

Wechselbäder wirken sich stärkend und regenerierend auf die Gefäße aus. Gefäßverstärkende Aromaöle sind Zitronengras, Zitrone und Zypresse. Mischen Sie davon je zehn Tropfen in 100 Milliliter Basisöl, und massieren Sie Ihre Beine oder den gesamten Körper damit. Wirksame Kräuter sind Odermennig, Johanniskraut, Gelbe Taubnessel, Ringelblume und Roßkastanie. Äußerlich können Sie den Saft von Beinwell auftragen.

Persönliche Erfahrung

»Seit ich zweimal in der Woche ein warmes Fußbad mit vier Tage altem Urin nehme und meine Beine damit gut einmassiere, sind meine Krampfadern verschwunden. Ich wasche mich außerdem auch zweimal pro Woche mit Urin, lasse ihn eine halbe Stunde einwirken und spüle ihn danach ab. Anschließend kann ich immer herrlich schlafen!«

Krebs

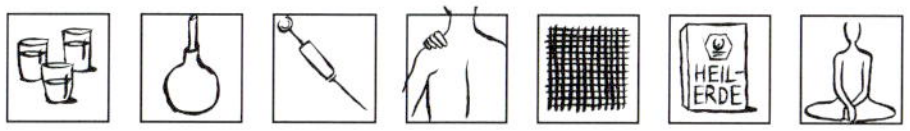

Anwendung

Beginnen Sie direkt, wenn Sie sich bereit fühlen und fachkundige Unterstützung haben, mit der intensiven Urinbehandlung, am besten fasten Sie mit Urin und Wasser oder Kräutertees. Ganzkörpermassagen mit altem Urin sind sehr wichtig. Wenn Sie noch nicht für die intensive Behandlung bereit sind, trinken Sie häufiger im Verlauf des Tages etwas Urin. Beginnen Sie mit einigen Tropfen und steigern Sie die Menge auf einige Schlucke. Massieren Sie Ihren Körper wenigstens einmal am Tag mit Urin ein. Wenn ein Tumor oder eine Zyste lokalisiert ist, können Sie auf jeden Fall beginnen, an der betreffenden Stelle Urin-Kompressen oder Packungen mit Heilerde und Urin aufzulegen. Injektionen können sehr hilfreich sein, sollten aber nur fachkundig verabreicht werden. Als extra Immunstimulanz sind auch Klistiere zu empfehlen.

Tips

Konsultieren Sie bei Beschwerden, die auf eine Zyste oder einen Tumor deuten, zuerst einen Arzt oder Heilpraktiker. Da es zu heftigen Heilungsreaktionen kommen kann, empfiehlt es sich, die verschiedenen Behandlungsschritte nur unter Aufsicht eines Fachmanns zu unternehmen. Entschlacken ist bei Tumoren und Zysten sehr wichtig; wählen Sie eine Methode, die zu Ihnen und Ihrer Konstitution paßt. Eine sinnvolle Diät ist der beste Beginn für eine Entschlackung: Essen Sie wenig oder kein Fleisch, sondern viel frisches Obst und Gemüse. Vermeiden Sie denaturalisierte und raffinierte Produkte wie Weißmehl oder Kristallzucker und stimulierende Substanzen wie Koffein, Nikotin, Alkohol oder Zucker. Unterstützende Nahrungssupplemente sind Spirulina (ein Algenpräparat), Mandeln, Aprikosenkerne und Beta-Carotin. Trinken Sie zur Unterstützung Mistel-, Lapacho- und Brennesseltee. Auch Flor-Essence (Essiac), eine indianische Kräutermischung, zeigte bei Krebs eine sehr gute Wirkung.

Zum Nachdenken

Krebs, Zysten und Tumore sind ein Weg des Körpers, unverarbeitete Traumata ins Gleichgewicht zu bringen. Diese können innerlich über Jahre hinweg als Konflikt, Wut, Trauer oder Schmerz in uns »wuchern« oder uns von innen »verzehren«. Tumore und Zysten können durch angehäufte, destruktive Gedanken entstehen, die sich auf eine bestimmte Art bündeln und gegen uns kehren.

Intensive Urinbehandlung vgl. Seite 32ff.

Trinken von Urin vgl. Seite 23ff.

Natürlich kommen auch von außen stets mehr krebserregende Faktoren hinzu: UV-Strahlung, giftige Dämpfe, chemische Substanzen usw. Das bedeutet also nicht, daß wir nur unsere negativen Gedanken über Bord werfen müßten und alles wäre wieder gut. Es ist viel wichtiger, uns selbst mit allen negativen Gedanken zu akzeptieren.

Urin-Injektionen vgl. Seite 28f.

Klistier vgl. Seite 25

Bei einer Krankheit wie Krebs geht es auch darum, sich bewußt zu werden, daß eine Heilung nicht immer mit körperlicher Genesung einhergehen muß. Oft erleben Menschen gerade während des Sterbens eine »innere Heilung«.

Nehmen Sie sich jeden Tag einen Moment Stille für sich selbst und entspannen Sie sich. Umarmen Sie sich, indem Sie die Hände über Kreuz auf die Schultern legen. Stellen Sie sich in Gedanken dann den Krebs, Tumor oder die Zyste vor und alle Aspekte, die Sie damit verbinden (evtl. auch den Tod). Umarmen Sie sie mit Hilfe Ihrer Vorstellungskraft und versuchen Sie, den Punkt zu erreichen, an dem Sie zu sich selber sagen können »Alles ist gut!«

Persönliche Erfahrung

»Eine gute Bekannte von mir (69 Jahre alt) wurde vor sieben Jahren wegen Krebs behandelt (Verlegung des Darmausgangs, Tumor rechtzeitig erkannt, konnte eingedämmt werden, schluckt starke Medikamente auch gegen andere Beschwerden). Im vergangenen Jahr stellte man bei einer Röntgenaufnahme zwei Tumore im Unterleib fest. Sie sollte operiert werden. In ihrer Verzweiflung darüber, noch einmal all den Maßnahmen ausgesetzt zu sein, die sie schon einmal mitgemacht hatte, wollte sie sich das Leben nehmen. Sie wurde noch rechtzeitig davon abgehalten und wodurch? Ich hatte ihr ›Die goldene Fontäne‹ gegeben. In dieser Notlage war das im wahrsten Sinne des Wortes ihre letzte Rettung. Sie trank, ohne ihre Medikamente abzusetzen, jeden Morgen den ersten Urin. Sie ließ ihren Termin für die OP verschieben. Nach knapp fünf Wochen erfolgte die nächste Röntgenuntersuchung. Die tumorartigen Gebilde waren auf Minigröße geschrumpft. Nach einer weiteren Untersuchung zwei Wochen später konnte man nichts mehr finden. Die Frau war überglücklich. Die Ärzte konnten sich diesen Befund nicht erklären, meine Bekannte hatte ihnen nichts vom Urintrinken gesagt, aus Angst vor einem möglichen Abraten. Sie hat wirklich alles auf eine Karte gesetzt.«

»Ich war 31 Jahre alt, als bei mir Krebs am Thorax entdeckt wurde. Ich wurde operiert, bekam Chemotherapie und Bestrahlung, doch der Arzt gab mir ›höchstens noch sechs Monate‹. Meine Familie bemühte sich, einen Ausweg zu finden und so kam ich zu einem Naturheilkunde-Institut. Auch die dort beschäftigten Ärzte konstatierten mit ihrem Diagnoseverfahren Krebs. Aber sie sagten, daß es möglich sei, ihn zu heilen! Was ich dafür tun sollte, war, täglich zwei bis vier Liter meines eigenen Urins zu trinken, kombiniert mit Kräutertees (speziell für mich ausgewählt), warmen Fußbädern, Lehmkompressen und Wärmebehandlungen. Am achten Tag meiner Behandlung fühlte ich eine enorme Veränderung. Eine Kontrolle zeigte, daß der Krebs nicht mehr nachweisbar war, meine Abwehrkräfte aber noch sehr schwach. Nach einigen Wochen der Kur war auch mein Abwehrsystem wieder kräftig. Ich danke Gott und den Therapeuten des Naturheilkunde-Institutes für das Wunder, das geschehen ist.«

Aus wissenschaftlichen Untersuchungen

»Wir müssen die Komponenten und die Wirksamkeit des Urins vor allem zur Vorbeugung und Heilung von Krebs, Autoimmunkrankheiten (Erythematodes, Arthritis) und Aids betrachten. Urin wirkt wie ein Antioxidans, d.h. er bindet freie Radikale, die auf diese Weise nicht weiter in die Zellen dringen und die DNS, unsere genetische Erbinformation, verändern können. Eine solche Veränderung kann zu Krebs führen. Urin hat also einen ähnlichen Effekt wie eine große Dosis Vitamin C, Vitamin E und Beta-Carotin.« (Dr. H. R. Toruño, Onkologe im Centro Oncologico, Hospital Divina Providencia, El Salvador)

Lepra

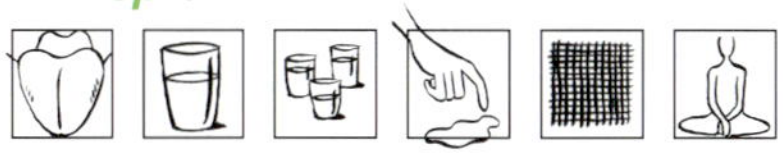

Anwendung

Beginnen Sie mit dem Trinken des Morgenurins – zuerst nur wenige Tropfen – und steigern Sie die Menge auf mehrere Gläser pro Tag. Wenn Sie Medikamente einnehmen, ist es besser, zu Beginn nur einige Tropfen Urin unter der Zunge einzunehmen und dann unter fachkundiger Aufsicht langsam die Menge zu erhöhen. Nehmen Sie keine Medikamente (mehr) ein, können Sie zur intensiven Urinbehandlung übergehen.

Sie können die betroffenen Stellen, offenen Wunden oder infizierten Körperteile mit (altem) Urin einreiben oder Urin-Kompressen auflegen.

Tips

Konsultieren Sie bei Verdacht auf Lepra in jedem Fall erst einen Arzt oder Therapeuten. Hildegard von Bingen erwähnte Thymian als wirksames Mittel gegen Lepra. Kompressen mit Ackerschachtelhalm oder Beinwell wirken unterstützend.

Zum Nachdenken

Lepra kommt in der modernen westlichen Welt praktisch nicht mehr vor, ist aber nach wie vor ein großes Problem in den Ländern der sogenannten »Dritten Welt«. Leprakranke sind Aussätzige, sie wurden und werden ausgestoßen und oft als eine Art Sündenbock behandelt, mit denen niemand mehr etwas zu tun haben will. Zum Glück haben die Behandlungsmöglichkeiten diesen Standpunkt etwas verändert. Trotzdem erfordert die Krankheit nach wie vor Mitgefühl und Liebe für unsere Mitmenschen, und es ist eine Herausforderung, unseren Widerwillen und die Angst vor Ansteckung zu überwinden. Ein Vorbild für jemanden, der sich mit Herz und Seele für Menschen mit Lepra einsetzt, ist Mutter Teresa in Kalkutta.

Persönliche Erfahrung

»Ich bin Mitarbeiter im Bethany Colony, wo Menschen mit Lepra behandelt werden. Eine Schwester aus England erzählte mir von der Urin-Therapie, und zusammen behandelten wir verschiedene Fälle tropischer Leprageschwüre, chronisches Asthma und Hautkrankheiten mit sehr guten Erfolgen. Das größte Problem ist meistens der Patient selbst, wenn er sein eigenes Wasser nicht trinken will. Darum mischen wir den Urin oft mit Orangensaft und reichen das Getränk zum Frühstück.«

Trinken von Urin
vgl. Seite 23ff.

Intensive Urinbehandlung
vgl. Seite 32ff.

Kompressen mit Urin
vgl. Seite 30f.

Lymphdrüsenbeschwerden

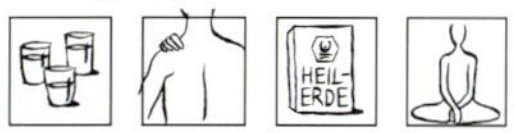

Anwendung

Besteht der Verdacht auf ernsthaftere Immunstörungen, sollten Sie einen Arzt oder Heilpraktiker aufsuchen. Massieren Sie geschwollene Lymphdrüsen mehrmals am Tag mit Urin ein. Bei chronischen Beschwerden können Sie zusätzlich ein bis mehrere Gläser Urin pro Tag trinken und den gesamten Körper damit einmassieren. Sie können auch lokal Kompressen mit Heilerde und Urin auflegen. Bei schweren Immunstörungen ist eine intensive Urinbehandlung in Kombination mit anderen Naturheilmethoden anzuraten.

Körpermassage mit Urin
vgl. Seite 30

Tips

Verwenden Sie äußerlich Ringelblume, Majoran, Johanniskraut, Ackerschachtelhalm, Spitzwegerich als Salbe oder in Kompressen. Innerlich unterstützend sind Brennessel, Ackerschachtelhalm und Schafgarbe.

Zum Nachdenken

Unsere Lymphdrüsen sind ein Teil unseres Abwehrsystems. Beschwerden mit den Lymphdrüsen können uns auf Probleme mit der internen »Abfallverarbeitung« von Emotionen aufmerksam machen.

Intensive Urinbehandlung vgl. Seite 32ff.

Persönliche Erfahrung

»Eines Tages stellte ich fest, daß meine Lymphknoten, vor allem in der rechten Achselhöhle, ziemlich angeschwollen waren. An der Stelle, an der jahrelang ein kleiner, harter Knubbel gesessen hatte, befand sich nun eine Beule so groß wie ein halbes hartgekochtes Ei. Sie tat weh und machte mir Sorgen. Ich massierte meine Achselhöhlen zwei Tage intensiv mit Urin. Daraufhin ging die Schwellung zwar zurück, schmerzte aber weiterhin. Ich begann, einige Tage mit Urin zu fasten. Daraufhin verschwanden Schwellung und Schmerzen vollständig, und die harte Stelle unter der Achselhöhle wurde weich und ist bis heute nicht mehr zu fühlen.«

Magengeschwür

Siehe »Magenschleimhautentzündung« *Seite 89*.

Magenprobleme

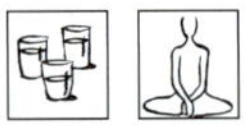

Anwendung

Trinken von Urin vgl. Seite 23ff.

Trinken Sie jeden Tag ein Glas Urin und erhöhen Sie die Menge auf mehrere Gläser pro Tag. Diese innere Anwendung des Urins hat eine positive Wirkung auf mögliches Narbengewebe im Magen- und Darmkanal (u.a. durch die heilende Wirkung von Harnstoff). Sollte der pH-Wert Ihres Urins zu sauer sein, kann er die empfindliche Magenschleimhaut schädigen und sollte besser erst neutralisiert werden (siehe *Seite 17*). Ein leicht brennnendes Gefühl nach der Einnahme von Urin ist bei einem geschwächten Magen allerdings normal. Bei chronischen Magenbeschwerden in Zusammenhang mit einem allgemein geschwächten Gesundheitszustand empfiehlt sich die intensive Urinbehandlung.

Tips

Essen Sie überwiegend basisch reagierende Nahrungsmittel (siehe *Seite 17*) und vermeiden Sie Zucker, Essig und Fett. Nehmen Sie natürliche alkalische Präparate, zum Beispiel Natronpulver oder Heilerde, zu sich. Essen Sie reichlich frisches und, wenn Ihr Magen es zuläßt, auch rohes Gemüse und Obst. Vermeiden Sie Kaffee, schwarzen Tee oder scharfe Gewürze. Suchen Sie bei ernsthaften Magenproblemen immer einen naturheilkundigen Arzt oder Therapeuten auf. Unterstützende Kräutertees sind Brennessel, Kamille und Wermut.

Zum Nachdenken

Der Magen ist ein komplexes Zentrum aus Nerven- und Energiebahnen. Hier befindet sich zum Beispiel das Sonnengeflecht, der Solarplexus. Der Magen und das Sonnengeflecht stehen für den Raum, den wir für uns selber einnehmen. Das Trinken des Urins wird von vielen Menschen buchstäblich als das »Einnehmen des eigenen Raumes« erfahren.

Persönliche Erfahrung

»Als 14jähriger begann ich eine Schlosserlehre. In jener Zeit mußte man noch schwere Lasten heben. Dabei brach, ohne daß ich es gespürt hatte, mein Zwerchfell. So hatte ich schon als 20jähriger oft starkes Sodbrennen. Die Ärzte verschrieben mir Medikamente, die die Säure absorbierten. Doch die eigentliche Ursache wurde erst vor kurzem durch eine Magenspiegelung festgestellt. Ich bekam jahrelang verschiedene Medikamente, mein Gesundheitszustand besserte sich jedoch nicht. Als ich dann

ein Buch über die Urin-Therapie in die Hände bekam, setzte ich meine Medikamente ab und begann direkt, jeden Tag ein kleines Gläschen Morgenurin zu trinken. Außerdem legte ich jeden Montag einen Fastentag ein. In der Nacht nach dem ersten Fastentag bekam ich gegen drei Uhr einen sehr heftigen Säureschub. Aus großer Not erbrach ich auf der Toilette, es war dunkelrot. Danach konnte ich schmerzlos weiterschlafen. Sofort nach diesem Vorfall suchte ich den Arzt auf. Nach der Schilderung meines Problems verordnete er mir eine höhere Dosis des Medikamentes. Ich erzählte ihm von meiner Therapie. Für ihn als Schulmediziner nur schwer verständlich. Ungeachtet seiner Bedenken legten wir einen späteren Termin für die nächste Magenspiegelung fest. Das Ergebnis zeigte, was ich bereits gefühlt hatte: eine nicht für möglich gehaltene Besserung.«

Magenschleimhautentzündung

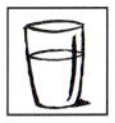 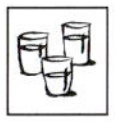

Anwendung

Trinken Sie regelmäßig Ihren Morgenurin, eventuell verdünnt mit Wasser, wenn der Magen schmerzhaft darauf reagiert. Bei Beschwerden nach dem Essen können Sie auch eine halbe bis eine Stunde nach der Mahlzeit ein paar Schlucke nehmen. Einige Menschen trinken den Urin aber auch direkt nach der Mahlzeit. Finden Sie selbst heraus, welcher Zeitabstand und welche Menge Ihnen guttut. Ein paar Tage Fasten können dazu beitragen, daß der Magen zur Ruhe kommt und das Gewebe sich regenerieren kann.

Tips

Unterstützende Kräutertees bei Magengeschwüren sind Brennessel, Kamille, Ringelblume, Süßholz und Beinwell. Siehe auch »Magenprobleme« *Seite 88.*

Zum Nachdenken

Ein Magengeschwür kann uns auf Gefühle hinweisen, die an uns nagen, vor allem Wut, Ärger und Frustration. Der Magen steht für das Einnehmen und Verdauen von normaler, aber auch emotionaler Nahrung. Wenn wir ständig Ärger und Unzufriedenheit in uns hineinfressen – mit anderen Worten, wenn wir ständig »sauer« oder »übersäuert« sind –, kann das in Form von Magenproblemen oder Magengeschwüren zum Ausdruck kommen.

Persönliche Erfahrung

»Als ich zum ersten Mal etwas über die Urin-Therapie im Fernsehen sah, kämpfte ich gerade gegen eine Magenschleimhautentzündung an, die mich schon 20 Jahre lang plagte. Ich brauchte die ganze Nacht, um über meinen Schatten zu springen. Ich dachte fortwährend: ›Das schaffst du nie! Aber auf der anderen Seite muß ja etwas Wahres dran sein.‹ Noch bevor es hell wurde, ging ich zur Toilette, besorgte mir vorher noch einen Meßbecher und ein großes Glas. Nun saß ich da. Ich konnte mich nicht erinnern, wann mir in meinem Leben etwas so schwer gefallen war. Ich füllte das Glas bis oben und trank, Schluck für Schluck, ohne die Nase zuzuhalten. Ich war ein bißchen erschrocken über den Geschmack. Er war salzig und bitter, doch ich ließ nichts zurück.

Ein Glas Morgenurin trinken vgl. Seite 24f.

Vier Tage später: Ich bin nicht gestorben! Ich trinke jeden Tag drei volle Gläser und es schmeckt immer anders. Mit dem Rest wasche ich meinen Körper und Gesicht. Doch das Wichtigste zum Schluß: Ich kann es selbst kaum glauben, aber es ist zu deutlich, als daß ich es mir nur hätte einbilden können. Meine Magenschmerzen sind wie fortgeblasen! Ich faste nicht und wenn mir das Essen ein bißchen schwer im Magen liegt, trinke ich einige Schlucke der neuen Medizin, und nach wenigen Minuten wird es schon wieder gut. Ich bin 70

Jahre alt, und wo ich lebe, sind Medikamente sehr teuer. Mit Ihrer und Gottes Hilfe habe ich jetzt meine eigene Medizin.«

Aus wissenschaftlichen Untersuchungen

Wissenschaftler berichten, daß Urin eine Substanz mit dem Namen Urogastrone enthält, die überschüssige Säure bindet und die Magenwand gegen Reizungen schützt, die sonst zu Magengeschwüren führen könnten. Weiterhin haben sie herausgefunden, daß bestimmte Urin-Extrakte zur Genesung von Magengeschwüren beitragen, indem sie das Wachstum neuer Zellen, Gewebe und Blutgefäße in diesem Gebiet stimulieren.

■ Malaria

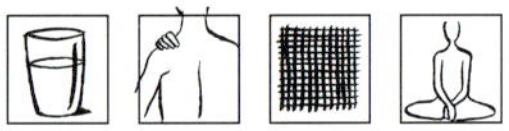

Anwendung

Trinken von Urin vgl. Seite 23ff.

Trinken Sie in Malariagebieten jeden Morgen ein Glas Urin. Da die Urin-Therapie die allgemeinen Abwehrkräfte stärkt, wirkt sie präventiv gegen Malaria. Trotzdem sollten Sie natürlich die Vorsichtsmaßnahmen nicht außer acht lassen. Wenn man sich mit Malaria infiziert hat, empfiehlt es sich, die intensive Urinbehandlung anzuwenden, das heißt einige Tage lang konsequent mit Urin und Wasser zu fasten. Massagen und Kompressen können bei Symptomen wie Kopfschmerzen und hohem Fieber helfen. Konsultieren Sie bei starken Beschwerden auf jeden Fall einen Arzt oder Heilpraktiker.

Intensive Urinbehandlung vgl. Seite 32ff.

Körpermassage mit Urin vgl. Seite 30

Urin-Kompressen vgl. Seite 30f.

Tips

Kuh-Urin ist ebenfalls ein ausgezeichnetes Mittel gegen Malaria, denn seine Enzyme reinigen die Leber und das Blut des Menschen. Dabei sollte der Urin allerdings von Kühen stammen, die artgerecht gehalten werden, keine Futtermittelzusätze bekommen und nicht mit Antibiotika behandelt wurden. Prävention ist bei Malaria das effektivste Mittel: Ein Moskitonetz in Malariagebieten und ein gesundes Immunsystem sind die besten Abwehrmethoden.

Zum Nachdenken

Die Malaria-Parasiten sind inzwischen größtenteils resistent gegen die anfänglich sehr wirksamen Anti-Malaria-Mittel. Heutzutage müssen oft aggressivere Medikamente (sowohl für den Mensch als auch für die Einzeller) eingesetzt werden, die bei längerer Anwendung unseren Organismus, besonders die Leber, belasten. Vielleicht müssen wir die Lösung für Malaria doch eher bei natürlicheren Methoden, zum Beispiel bei der Urin-Therapie, und der Stärkung des Immunsystems suchen.

Persönliche Erfahrung

»Drei Jahre zuvor hatte sich ein Patient während einer Reise nach Asien mit Malaria infiziert. Im letzten Jahr hatte er 36 Anfälle, die mit Chinin behandelt wurden. Eine 10tägige Fastenkur mit Urin reichte aus, ihn von seinen Beschwerden zu befreien. Danach bekam er nie wieder einen Malaria-Anfall. Er fühlt sich wohl, sorgt dafür, daß er gesund lebt und trinkt noch täglich ein Glas Urin.«

■ Mandelentzündung (Tonsillitis)

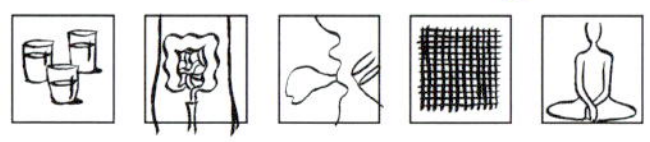

Anwendung

Trinken Sie regelmäßig einen Schluck Urin und gurgeln Sie vor dem Schlucken gründlich damit. Sie können auch Kompressen machen, indem Sie ein Tuch in warmen Urin tauchen und dieses auf den Kehlbereich legen. Sollte die Mandelentzündung – wie es oft der Fall ist – die Folge einer allgemeinen Schwäche des Abwehrsystems sein, empfiehlt sich die intensive Urinbehandlung. Dabei ist es auch wichtig, die Därme von innen mit Hilfe von Darmspülungen mit Urin zu reinigen.

Tips

Schneiden Sie eine Zwiebel in kleine Stücke und legen Sie diese mit einem Wickel um den Hals. Sie können diese Kompressen auch mit Knoblauch, Meerrettich oder Kohlblättern machen. Gurgeln Sie mit Salbeitee.

Persönliche Erfahrung

»Mich fasziniert dieser besondere Saft seit etwas über einem Jahr. Seitdem, nach etwa fünfmonatigem täglichen Trinken einer kleinen Tasse Morgenurin, verschwanden drei Dornwarzen, eine chronisch vereiterte Mandel und größtenteils chronische Schmerzen im Darmbereich, die mir, zusammen mit den Dornwarzen unter dem linken Fuß, etwa 20 Jahre die Treue gehalten hatten. Ich bin wirklich absolut erstaunt!«

Masern

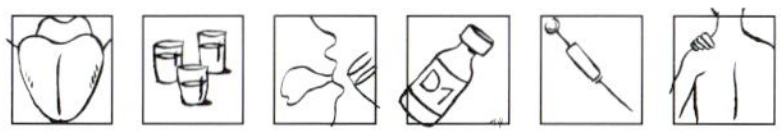

Anwendung

Dr. Krebs, ein Kinderarzt zu Beginn dieses Jahrhunderts, beschreibt, daß bei Masern die Behandlung mit eigenem Urin die Situation verschlimmern kann, wogegen der Urin einer Person, die von dieser Krankheit genesen ist, die Symptome lindert und schneller zum Abklingen bringt. Wenn also jemand an Masern erkrankt, sollten Sie den Patienten mit dem Urin eines Familienmitglieds behandeln, wenn dieses schon Masern hatte.

Trinken Sie zu Beginn nur eine kleine Menge Urin (wenige Tropfen) und steigern Sie die Menge langsam. Gurgeln Sie häufiger damit und massieren Sie den ganzen Körper mit Urin ein. Eine homöopathische Urinbehandlung kann den Genesungsprozeß unterstützen. Dies gilt auch für Urin-Injektionen, die allerdings fachkundig ausgeführt werden sollten.

Gurgeln vgl. Seite 26

Homöopathische Potenzierung vgl. Seite 28

Darmspülung vgl. Seite 25f.

Urin-Injektionen vgl. Seite 28f.

Tips

Bei Masern empfiehlt sich, die Krankheit durch die Haut abzuleiten. Dies kann mit Hilfe von Schwitzkuren, zum Beispiel Packungen mit Urin, oder durch homöopathische Mittel unterstützt werden. Beraten Sie sich mit einem naturheilkundigen Arzt oder Heilpraktiker.

Zum Nachdenken

Kinderkrankheiten helfen, das Immunsystem des Kindes zu aktivieren, so daß Antikörper gebildet werden, die das Kind später vor diesen Krankheiten schützen. Aus diesem Grunde ist es besser, Kinderkrankheiten mit natürlichen Methoden zu behandeln und gut ausheilen zu lassen, ohne die Krankheit zu unterdrücken. Außerdem ist es für die Kinder eine zusätzliche Möglichkeit, Liebe und Aufmerksamkeit zu erhalten – etwas, das wir alle hin und wieder gebrauchen können.

Menstruationsprobleme

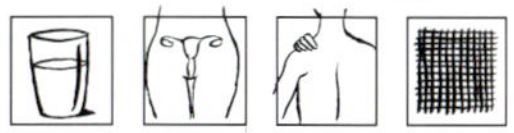

Anwendung

Trinken Sie bei Menstruationsproblemen jeden Morgen ein Glas Urin auf nüchternen Magen. Der Morgenurin enthält Hormone, die eine regulierende Wirkung auf den Hormonhaushalt haben und den Organismus unterstützen. Diese Geschlechtshormone kön-

Urin-Injektionen vgl. Seite 28f.

Einläufe mit Urin vgl. Seite 25f.

Urin-Kompressen vgl. Seite 30f.

nen eine unregelmäßige Periode stabilisieren. Wenn Sie während der Regel unter Schmerzen im Unterleib leiden, können Sie zusätzlich Ihren Bauch mit Urin massieren oder warme Urin-Kompressen auflegen. Bei Beschwerden mit der Gebärmutter oder Vagina können Sie in dieser Zeit jeden Tag eine Vaginalspülung durchführen.

Tips

Pflanzenheilkunde war lange Zeit die Domäne der Hebammen und Kräuterfrauen. Sie wußten alles über die heilende Wirkung der Pflanzen und ihre gynäkologischen Anwendungen. Einige bekannte Kräutertees, die bei Menstruationsstörungen helfen können, sind Weiße und Gelbe Taubnessel, Hirtentäschelkraut, Frauenmantel, Schafgarbe, Kamille und Mistel.

Migräne

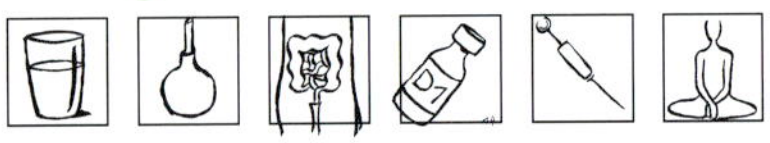

Anwendung

Trinken Sie jeden Tag ein Glas Ihres Morgenurins. Es gibt verschiedene Ursachen für Migräne. Handelt es sich um Migräne, die mit Stoffwechselproblemen in Zusammenhang steht, ist es wichtig, den Verdauungstrakt zu reinigen. Fasten mit Urin und Wasser oder Kräutertees (ein bis drei Tage) sowie Darmspülungen spielen hierbei eine wichtige Rolle. Eventuell können Sie auch eine intensive Urinbehandlung durchführen. Wird die Migräne jedoch durch Allergien verursacht, sollten Sie jeden Tag ein Glas Morgenurin trinken und die Menge bis zur intensiven Urinbehandlung steigern. Nehmen Sie zwischendurch immer wieder homöopathische Potenzierungen Ihres Urins ein, um Ihren Körper zu entgiften. Bei akuten Migräne-Anfällen können Sie schon bei den ersten Symptomen etwas frischen Urin nehmen und diesen fachkundig injizieren (lassen). Anstelle der Injektionen können Sie auch Klistiere mit Urin verwenden.

Tips

Da die Ursachen für Migräne sehr unterschiedlich sein können, ist es gut, mit einem naturheilkundigen Arzt oder Heilpraktiker zusammenzuarbeiten. Unterstützend bei Migräne können Zitronenmelissen-, Schafgarben- und Schlüsselblumentee sein.

Zum Nachdenken

Migräne entsteht durch mangelnde Blutversorgung des Gehirns, da sich die Gefäße zuziehen. Dieser Mangel kann durch Spannungen und Verkrampfungen im Nacken ausgelöst werden. Die Ursache von Migräne kann in einem Gefühl von Überbelastung liegen: Wir haben das Gefühl, daß wir Pläne nicht ausführen, ein Ziel nicht erreichen oder bestimmten Erwartungen unseres Umfelds nicht gerecht werden können.

Persönliche Erfahrung

»Ich litt 35 Jahre lang an Migräne, rheumatischer Arthritis und hatte Übergewicht. Nach viereinhalbmonatigem Urintrinken war ich 20 Kilogramm leichter. Meine Arthritis ist ganz weg, und ich habe keine Kopfschmerzen mehr. Ich fühle mich, als ob ich wieder 20 Jahre jung wäre.«

Morbus Crohn

Siehe »Darmentzündungen« *Seite 57f.*

Müdigkeit

Siehe »CFS (Chronisches Müdigkeitssyndrom)« *Seite 56f.*

Multiple Sklerose

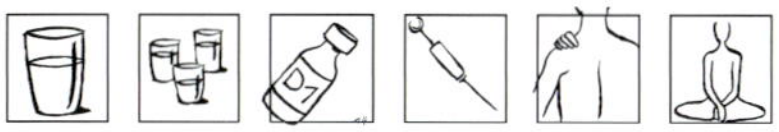

Anwendung

Bei Verdacht auf MS sollten Sie einen Arzt konsultieren. Trinken Sie jeden Tag ein Glas Morgenurin und erhöhen Sie die Menge langsam bis auf mehrere Gläser pro Tag. Massieren Sie sich selbst oder lassen Sie sich täglich mindestens 30 Minuten lang mit (altem) Urin massieren. Wenn Sie zur intensiven Urinbehandlung übergehen, arbeiten Sie am besten mit einem naturheilkundigen Arzt oder Heilpraktiker zusammen. Einige Betroffene haben auch positive Ergebnisse mit Urin-Injektionen erzielt. Führen Sie Injektionen aber nur fachkundig oder in Absprache mit Ihrem Arzt durch. Für eine Entgiftung ist eine homöopathische Urinbehandlung empfehlenswert. Bis zum jetzigen Zeitpunkt hat die Urin-Therapie in Kombination mit ausgetesteten Mineralsupplementen die besten Ergebnisse erzielt.

Tips

Die Resultate der alternativen Behandlungen von MS variieren von geringen bis zu deutlichen Verbesserungen. Da die Situation meistens sehr komplex ist, ist es schwierig anzugeben, welche Faktoren ausschlaggebend sind. Einige allgemeine Hinweise gibt es aber doch. Mineralsupplemente können sehr hilfreich sein. Die Erfahrung zeigt weiterhin, daß auch die Ernährung eine wichtige Rolle spielt und Milch- und Getreideprodukte am besten vermieden werden. Testmethoden wie Elektro-Akupunktur oder Kinesiologie eignen sich sehr gut, um die passenden Nahrungsmittel und Zusatzpräparate für Sie zusammenzustellen. Unterstützende Kräuter bei Lähmungserscheinungen sind Ackerschachtelhalm, Schafgarbe, Johanniskraut und Salbei. Sie können diese Kräuter als Tee trinken oder in Kompressen verwenden. Weiterhin gibt es noch andere feinere und kompliziertere Naturheilverfahren; beraten Sie sich mit einem naturheilkundigen Arzt oder Heilpraktiker.

Zum Nachdenken

Nehmen Sie sich täglich einen Moment Zeit, in dem Sie sich entspannt hinsetzen oder legen. Stellen Sie sich dann Ihr Gehirn vor und alle Nervenbahnen, die von dort aus durch den ganzen Körper laufen. Stellen Sie sich mit Hilfe Ihrer Phantasie vor, wie ein sanftes und beruhigendes Licht durch die Nervenbahnen strömt, durch das Gehirn, den Kopf, die Arme in die Hände, durch den Rücken und den Unterleib in die Beine und Füße. Denken Sie daran, tief und entspannt zu atmen. Folgen Sie diesem Strom sehr bewußt. Schauen Sie, ob Sie irgendwelche Blockaden entdecken und was diese verursacht.

Trinken von Urin vgl. Seite 23ff.

Körpermassage mit Urin vgl. Seite 30

Intensive Urinbehandlung vgl. Seite 32ff.

Homöopathische Potenzierung vgl. Seite 28

Persönliche Erfahrung

»Ich bin 54 Jahre alt und lebe die meiste Zeit auf Sizilien. Nach einer langen Phase von leichten Schulterschmerzen bekam ich Ende August wahnsinnige Schmerzen in den Schultergelenken und konnte meinen Kopf nicht mehr nach links oder rechts drehen. Meinen linken Arm konnte ich nicht mehr heben, beim Laufen knickte mal das rechte, mal das linke Bein weg und mit den Augen sah ich nur noch verschwommen. Ich dachte: ›Das kann ja heiter werden. Wieder ein MS-Schub.‹ Als ich abends im Bett lag, war es, als ob mein Unterbewußtsein mich daran erinnerte, was ich vor einiger Zeit in einer Zeitschrift im Wartezimmer des Arztes über die Urin-Therapie gelesen hatte. Ich beschloß, es bei mir selber auch anzuwenden. Ich stand morgens auf, nahm eine Spritze und zog mir von meinem mittleren Urinstrahl zwei Milliliter auf, die ich mir intramuskulär in den Oberschenkel spritzte. Dies tat ich sechs Tage lang. Nach der dritten Spritze konnte

ich meinen Kopf langsam wieder drehen, allerdings noch unter Schmerzen. Ich war so voll Freude darüber, daß ich meine Tochter in Deutschland anrief, die direkt ein Buch über die Urin-Therapie kaufte. Ich machte mir noch 14 weitere Spritzen, und es ging mir jeden Tag besser. Auch die Schmerzen gingen weg. In der letzten Woche im November bekam ich allerdings wieder Schmerzen, doch diesmal nur im linken Schultergelenk. Da machte ich mir noch einmal vier Spritzen mit Urin und trank ihn auch. Das hatte meine Tochter in dem Buch gelesen und mir erzählt. So schlecht, wie ich erst dachte, schmeckte er eigentlich gar nicht. Seitdem fühle ich mich wieder topfit. Seit zwölf Jahren schluckte ich Tabletten für mein Gleichgewicht und den niedrigen Blutdruck, doch das brauche ich jetzt nicht mehr. Ich träufele auch jeden Morgen und Abend zwei Tropfen Urin in die Augen. Seitdem sehe ich morgens wieder die Zahlen auf der Küchenuhr ohne Brille. Ich erzähle anderen Leuten ohne Bedenken über die Urin-Therapie, wenn sie mich danach fragen.«

Muskelschmerzen

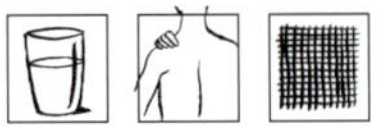

Anwendung

Körpermassage mit Urin vgl. Seite 30

Urin-Kompressen vgl. Seite 30f.

Massieren Sie die Stellen mit Muskelschmerzen kräftig mit frischem oder altem Urin ein, den Sie nach ca. 30 Minuten wieder abspülen können. Eine andere Möglichkeit ist es, warme Urin-Kompressen aufzulegen. Urintrinken (ein bis mehrere Gläser Morgenurin) hilft beim Regenerieren der Muskeln von innen.

Tips

Verwenden Sie nur natürliche Produkte gegen Muskelschmerzen, da die Haut alle Stoffe aufnimmt. Mischen Sie Ihr eigenes Muskelöl aus Aromaölen, zum Beispiel je fünf Tropfen Rosmarin und Zitrone, jeweils zehn Tropfen Wacholder, Lavendel und Majoran in 100 Millilitern Mandelöl.

Sehr zu empfehlen sind harmonisierende Körperübungen, die den Körper wieder ins Gleichgewicht bringen.

Zum Nachdenken

Muskeln stehen für Kraft, Beweglichkeit und Körpermasse. Wir alle wissen, wie schnell Muskeln auf Streß, Spannungen oder verkrampfte Körperhaltungen reagieren. Die Folgen sind Verspannungen oder Muskelknoten, die sehr schmerzhaft sein können. Dagegen hilft nur, sich immer wieder zu entspannen oder zu bewegen und tief zu atmen. Muskelschmerzen nach dem Sport zeigen uns, daß wir unsere Belastungsgrenzen überschritten haben. Für die Zukunft gilt also für den einen, sich etwas mehr zu bewegen, für den anderen dagegen, sich etwas weniger extrem zu bewegen (das heißt mit Gefühl für die Grenzen des Körpers). Für alle gilt aber: Bleiben Sie flexibel.

Persönliche Erfahrung

»Ich habe eine besondere Erfahrung mit der Urin-Therapie gemacht. Es klingt vielleicht verrückt, aber es ist wahr! Ich mache jeden Tag Bodybuilding und Fitness und stellte fest, daß – seit ich Urin trinke – meine Muskelmasse zugenommen hat, mein Körperfett dagegen weniger geworden ist. Was ich tue: Nach dem Fitness-Programm muß ich meistens Wasser lassen. Ich trinke dann direkt soviel wie möglich davon. Aus wissenschaftlichen Berichten weiß ich, daß während körperlicher Anstrengung viele Hormone freigesetzt werden. Ich glaube, daß ich mit dem Urintrinken die wertvollen Nährstoffe und Hormone, die ich sonst ausscheiden und verlieren würde, wieder zu mir nehme. Diese Methode wäre ideal für alle Menschen, die mehr Muskeln und weniger Fett haben wollen.«

Nagelpilz

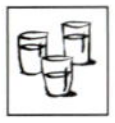
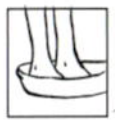

Siehe auch »Candida-Mykose« *Seite 55f.*

Anwendung

Füllen Sie jeden Tag ein Gefäß mit Urin und tauchen Sie die betroffenen Hände oder Füße vollständig unter. Nehmen Sie sich dafür mindestens 15 Minuten Zeit. Das Trinken von Urin oder das Fasten mit Urin können die Pilzbehandlung von innen unterstützen.

Tips

Stellen Sie Ihre Nahrung auf eine Anti-Pilz-Diät um (siehe *Seite 55*). Halten Sie die erkrankten Nägel so kurz wie möglich und feilen Sie sie flach ab. Die Feile danach mit einem Feuerzeug abflammen, um eine Rückübertragung der Pilze zu vermeiden.

Unterstützende Aromaöle, mit denen Sie die Stellen betupfen können, sind Thymian-, Basilikum- und Teebaumöl. Sie können auch täglich Molke- oder Meerrettichumschläge, kombiniert mit Urin, für mehrere Stunden (am besten nachts) um die Zehen oder Finger wickeln.

Persönliche Erfahrung

»Meine Zehennägel hatten sich durch Nagelpilz teilweise abgelöst. Nach einer vierwöchigen Behandlung mit einem Tuch, das ich in Urin tauchte und über Nacht um meine Zehen wickelte, sind die Nägel wieder komplett und gesund nachgewachsen.«

Narben

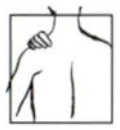
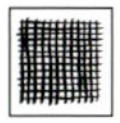

Anwendung

Massieren Sie frisches Narbengewebe vorsichtig mit frischem oder altem Urin ein und lassen Sie die Stelle dann trocknen – wenn möglich in der Sonne. Sie können auch Urin-Kompressen verwenden, die Sie einige Stunden auf der Narbe liegen lassen. Danach sollten Sie die Stelle wieder gut trocknen lassen und die Behandlung wiederholen.

Fußbad vgl. Seite 30

Trinken von Urin vgl. Seite 23ff.

Tips

Legen Sie zusätzlich heilende Kräuterkompressen aus Beinwell oder Ackerschachtelhalm auf, ebenfalls heilend wirken Ringelblumensalbe und Johanniskrautöl.

Zum Nachdenken

Bei Operationen von Föten in der Gebärmutter kann man nach der Geburt keine Narbenspuren auf der Haut feststellen. Das wird auf die regenerierende Wirkung von Urea (Harnstoff), einem Hauptbestandteil des Fruchtwassers, zurückgeführt. Harnstoff ist neben Wasser ein wichtiger Inhaltsstoff des Urins.

Persönliche Erfahrung

»Vor kurzem wurde ich an meiner Brust operiert. Sobald ich an meine Narbe konnte, behandelte ich sie mit frischem Urin – mit Erfolg. Auch jetzt behandele ich noch Verhärtungen und leichte Schmerzen (durch innere Nähte) durch vier- bis fünfstündige Auflagen mit frischem Urin. Es hilft wunderbar, nimmt die Hitze, nimmt die Schmerzen, verteilt die Härte und macht die Narben klein.«

Nasennebenhöhlenentzündung (Sinusitis)

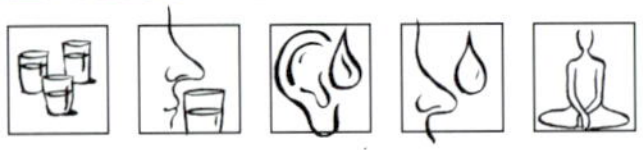

Anwendung

Nasenspülung vgl. Seite 26f.

Urintropfen vgl. Seite 27

Ziehen Sie regelmäßig Urin durch die Nase ein (Neti) oder gießen Sie ihn mit Hilfe eines Nasenkännchens in die Nase. Sie können auch mehrmals täglich einige Tropfen Urin in die Nase oder die Ohren träufeln. Trinken Sie im Falle einer länger anhaltenden Sinusitis ein oder mehrere Gläser Urin pro Tag. Sind die Ursachen der Entzündung Pilzinfektionen, Darmprobleme oder Allergien, ist die intensive Urinbehandlung empfehlenswert.

Zum Nachdenken

Siehe »Schnupfen« *Seite 106.*

Persönliche Erfahrung

»Ich habe durch Neti eine wesentliche Erleichterung meiner Nebenhöhlenbeschwerden erreicht. Auch bei Herpesbläschen auf der Lippe und Augenjucken habe ich gute Resultate mit Urin erzielt. Ich finde es ganz toll, das Gefühl zu haben, gegen eine Menge Beschwerden meine eigene Medizin zu produzieren und immer parat zu haben.«

Neurodermitis

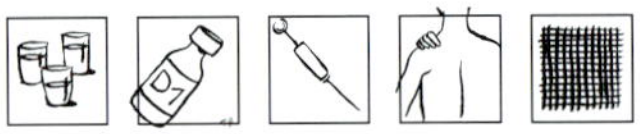

Siehe auch »Hautprobleme« *Seite 74.*

Anwendung

Körpermassage mit Urin vgl. Seite 30

Massieren Sie die betroffenen Stellen vorsichtig mit altem oder frischem Urin ein, oder legen Sie eine Urin-Kompresse auf. Sollten sich die Stellen verschlimmern, tragen Sie den Urin auf die nicht betroffenen Stellen der Haut auf. Trinken Sie regelmäßig ein Glas Urin, eventuell auch mehrmals pro Tag, so daß der Körper sich von innen reinigen kann. Wenden Sie zwei Wochen vorher die homöopathische Potenzierung an, um den Körper auf das Trinken des Urins vorzubereiten. Wenn die Neurodermitis als Begleiterscheinung einer Allergie auftritt, können Urin-Injektionen (fachkundig anwenden!) oder homöopathische Urinbehandlungen gute Erfolge erzielen. Bei Neurodermitis, die auf Stoffwechselprobleme zurückgeht, sollten Sie sich gesund ernähren und größere Mengen Urin trinken oder eine mehrtägige Fastenkur einlegen.

Tips

Lassen Sie sich auf jeden Fall auf Lebensmittelallergien testen. Eine passende Diät spielt bei der Genesung von Neurodermitis eine wichtige Rolle, ebenso die Entgiftug von Schwermetallen und anderen toxischen Substanzen.

Hilfreiche Kräutertees sind Brennessel, Schöllkraut, Ringelblume und Schafgarbe. Äußerlich können Sie Ackerschachtelhalm und Malve verwenden.

Zum Nachdenken

Die Haut ist sowohl der Spiegel unserer Gesundheit als auch ein wichtiges Ausscheidungsorgan. Sie bildet die Grenze zwischen Innen- und Außenwelt. Probleme mit der Haut spiegeln innere Konflikte wider. Nehmen Sie sich Zeit, Ihren gesamten Körper mit Urin oder einem Hautöl einzumassieren. Denken Sie daran, tief und entspannt zu atmen. Betrachten Sie Ihren Körper als ein besonders kostbares Geschenk. Entdecken Sie dabei die Schönheit und Vitalität Ihres Körpers.

Persönliche Erfahrung

»Ich bin 33 Jahre alt und leide seit meinem dritten Lebensjahr an Neurodermitis, Heuschnupfen und

Bronchitis. Mit der Pubertät verschwand die Bronchitis, ich bekam aber immer mehr Probleme mit der Haut, was sich auch auf die Psyche sehr ungünstig auswirkte. Als ich dann mit dem Urintrinken begann, zeigten sich die ersten Reaktionen schon nach drei Tagen. Ich bekam abends heftige Juckattacken, besonders im Gesicht. Ich behandelte die Hautstellen mit frischem Urin und trug anschließend eine gute Hautcreme auf. Am nächsten Tag waren die Stellen nur noch leicht gerötet und kaum noch zu sehen.«

■ Nierenprobleme

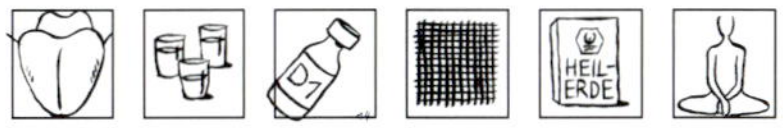

Anwendung

Trinken Sie regelmäßig Urin, aber steigern Sie die Menge nur langsam. Beginnen Sie mit wenigen Schlukken, drei- oder viermal pro Tag. Da die Nieren geschwächt sind, sollten Sie sie zu Beginn nicht durch die intensive Urinbehandlung überlasten. Im Falle einer Entzündung beginnen Sie am besten mit einigen Tropfen Urin, die Sie unter der Zunge einnehmen, oder mit der homöopathischen Anwendung. Es gibt Möglichkeiten, zum Beispiel mit Hilfe von Kinesiologie, die passende Dosis Urin auszumessen. Legen Sie warme Urin-Kompressen, eventuell mit Heilerde gemischt, im Nierenbereich auf. Sobald die Nieren wieder gestärkt sind, können Sie für eine langfristige Revitalisierung die intensive Urinbehandlung durchführen. Es gibt auch Menschen mit Nierenproblemen, die direkt mit der intensiven Urinbehandlung beginnen. Das ist allerdings nur unter Aufsicht eines erfahrenen Therapeuten ratsam. Konsultieren Sie bei ernsthaften Nierenproblemen auf jeden Fall einen Arzt oder Heilpraktiker.

Tips

Unterstützen Sie die Nierenbehandlung, indem Sie viel Flüssigkeit zu sich nehmen und nur leicht verdauliche Kost essen. Verwenden Sie möglichst keine raffinierten Zuckerarten (weißer und brauner Kristallzucker). Finden Sie eine Diät, die zu Ihnen und Ihrer Konstitution paßt. Lassen Sie sich dazu von einem naturheilkundigen Ernährungsberater informieren. Unterstützende Kräuter bei Nierenproblemen sind Wacholderbeeren (nicht bei Nierenentzündung), Ringelblume, Petersilientee, Birkenblätter, Sellerie, Brennessel und Löwenzahn. Bei Nierenentzündung: Goldrute und Leinsamen. Behandlungen mit erwärmten Kompressen (mit Urin- oder Ackerschachtelhalmzusatz) sind sehr wohltuend für die Nieren.

Trinken Sie bei Nierensteinen über einen begrenzten Zeitraum (etwa drei Wochen) jeden Morgen eine größere Menge Petersilientee.

Trinken von Urin vgl. Seite 23ff.

Persönliche Erfahrung

»Eine Krankenschwester, die in einem Krankenhaus in Bombay arbeitete, litt an Nierenversagen. Ihre linke Niere funktionierte überhaupt nicht mehr und ihre rechte nur noch zu 30 Prozent. Sie hatte oft sehr starke Schmerzen, da der Urin nur langsam ausgeschieden wurde. Die allopathische Behandlung brachte keine zufriedenstellenden Resultate. So kam sie in unser Urintherapie-Zentrum. Sie wurde von drei Frauen gebracht, da sie kaum selbst laufen konnte. Weil alle drei Frauen keine Vegetarier waren, habe ich ihr meinen Urin zu trinken gegeben. Sie wußte zu diesem Zeitpunkt aber nicht, daß es sich um Urin handelte. Kurze Zeit später urinierte sie wieder normal, und die Schmerzen waren viel geringer. Heute trinkt sie regelmäßig ihren eigenen Urin und wird mit Akupressur behandelt. In den vergangenen vier Jahren hat sie ganz normal gearbeitet, ohne daß eine Nieren-Dialyse

Homöopathische Potenzierung vgl. Seite 28

Kompressen mit Urin vgl. Seite 30f.

Intensive Urinbehandlung vgl. Seite 32ff.

nötig gewesen wäre, obwohl nur ihre eine Niere, und die auch nur zu 30 Prozent, funktioniert.«

Nierensteine

Siehe »Nierenprobleme« *Seite 97.*

Ödem (Wassersucht)

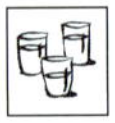

Anwendung

Unser Körper besteht zu einem großen Prozentsatz aus Wasser, das in den Zellen gespeichert ist. Tritt Flüssigkeit infolge von Eiweißmangel und Durchblutungsstörungen aus den Lymphgefäßen und Blutkapillaren und sammelt sich in den Interzellularräumen, spricht man von Ödemen.

Trinken Sie jeden Tag ein oder mehrere Gläser Urin und beobachten Sie, ob sich die Beschwerden bessern. Die Urin-Therapie hilft bei der Regulierung des Feuchtigkeitshaushaltes im Körper. Dabei spielt wahrscheinlich Urea eine wichtige Rolle.

Ohrentropfen vgl. Seite 27

Trinken von Urin vgl. Seite 23ff.

Nasenspülung vgl. Seite 26f.

Tips

Allgemein unterstützende Kräutertees sind Brennessel, Bärlauch, Kalmus, Schlüsselblume und Ackerschachtelhalm. Außerdem helfen bei Wassersucht Wacholderbeeren und Goldrute.

Aus wissenschaftlichen Untersuchungen

»Eine Patientin wurde jahrelang mit Urea (Harnstoff) behandelt. Als man versuchte, Urea durch eine konzentrierte Salzlösung zu ersetzen, traten Probleme wie Wassersucht und Magenbeschwerden auf. Nachdem sie wieder zu der bekannten oralen Urea-Therapie zurückkehrte, hatte sie keine Symptome mehr, die auf eine Ansammlung von Flüssigkeit hinwiesen, auch wenn sie die normale Menge an Flüssigkeit zu sich nahm.«

Ohrensausen (Tinnitus)

Siehe »Ohrenschmerzen« *unten.*

Ohrenschmerzen

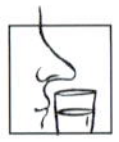 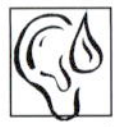

Anwendung

Tropfen Sie je nach Beschwerden zwei- bis viermal täglich etwas frischen Urin mit einer Pipette ins Ohr. Verschließen Sie das Ohr dann mit einem in wenig Fett getränkten Wattebausch und lassen Sie den Urin so eine Weile einwirken. Sie können natürlich auch mehrmals am Tag einige Tropfen von einer mit Urin befeuchteten Fingerspitze ins Ohr tröpfeln lassen oder einen mit Urin getränkten Wattebausch ins Ohr stekken. Nasenspülungen haben ebenfalls eine gute Wirkung. Auf diese Weise kommt der Urin auf einem anderen Weg, nämlich von innen, ins Ohr.

Tips

Ein Zwiebelwickel zieht Bakterien an und hilft so auch gegen Ohrenschmerzen. Sie können verschiedene Kräuter für Ohrentropfen verwenden, zum Beispiel Spitzwegerich, Kamille oder Ringelblume. Konsultieren Sie bei akuten und ernsthaften Ohrentzündungen auch einen Arzt oder Heilpraktiker.

Persönliche Erfahrung

»Eines Tages hatte meine Tochter schreckliche Ohrenschmerzen, wahrscheinlich durch die häufigen Schwimmbadbesuche in der Woche zuvor. Ich hatte

keine schmerzstillenden Mittel und keine Ohrentropfen im Haus. Deshalb tröpfelte ich ihr einfach jede Stunde drei Tropfen ihres eigenen Urins in jedes Ohr. Nach ein paar Stunden waren die Schmerzen verschwunden.«

Parodontose

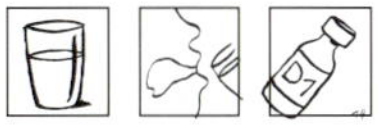

Anwendung

Nehmen Sie zweimal täglich einen Schluck Urin in den Mund und spülen Sie damit vor allem den Bereich der Zähne für ungefähr 10 bis 20 Minuten oder halten Sie den Urin im Mund. Da Parodontose oft tieferliegende Ursachen hat, ist es wichtig, jeden Tag zusätzlich ein Glas Urin zu trinken oder die homöopathische Behandlung durchzuführen, so daß der Heilungsprozeß von innen unterstützt wird (vor allem auch bei Schwermetallvergiftung).

Tips

An erster Stelle steht natürlich eine gute und konsequente Zahnpflege.

Lassen Sie alle Amalgamfüllungen durch Kunststoff ersetzen. Eine anschließende homöopathische Entgiftungskur mit speziell abgestimmten und durch Elektro-Akupunktur oder Kinesiologie ausgetesteten Präparaten hilft dem Körper, sich von den giftigen Substanzen zu befreien. Unterstützende Kräuter oder ätherische Öle sind Salbei, Gewürznelken, Teebaum und Thymian. Trinken Sie sie als Tee oder verwenden Sie sie als Mundspülungen. Außerdem helfen Spülungen mit Sonnenblumenöl, den Mundraum zu reinigen (siehe *Seite 45*).

Persönliche Erfahrung

»Nachdem ich einige Zahnimplantate bekommen hatte, litt ich ständig unter Zahnfleischentzündungen. Der mich behandelnde Kieferchirurg verschrieb mir eine Kortisonsalbe, die ich jedoch nicht gerne nahm, da ich prinzipiell gegen solche Mittel bin. Einige Zeit später zog ich nach Südamerika und konnte die Salbe nicht mehr verwenden, da sie im Kühlschrank aufbewahrt werden mußte. Dort begann ich dann, mit Urin zu spülen bzw. den Urin solange wie möglich im Mund zu behalten. Der Urin schmeckte wie Wasser, in dem man Maiskolben kocht. Das lag sicher an dem vielen frischen Obst und dem Gemüse, das wir dort aßen. Die Zahnfleischentzündung ging mit Hilfe der Urin-Therapie weg. Allerdings nur, solange ich sie konsequent anwendete.«

Pfeiffersches-Drüsenfieber (Mononucleosis infectiosa)

Homöopathische Potenzierung vgl. Seite 28

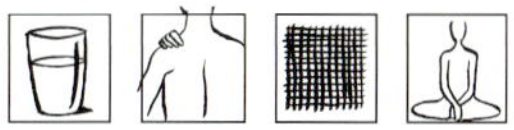

Anwendung

Trinken Sie jeden Tag ein Glas Morgenurin und massieren Sie Ihren Körper mit frischem oder altem Urin ein. Legen Sie erwärmte Kompressen auf den Bereich der Milz und Leber. Gehen Sie nach ein paar Tagen zur intensiven Urinbehandlung über.

Körpermassage mit Urin vgl. Seite 30

Urin-Kompressen vgl. Seite 30f.

Intensive Urinbehandlung vgl. Seite 32ff.

Tips

Das Pfeiffersche-Drüsenfieber ist eine Viruserkrankung, die die Lymphdrüsen, Leber und Milz angreift. Eine allopathische Behandlungsweise ist nicht bekannt, es wird zu viel Ruhe geraten. Das heißt aber nicht, daß Sie nichts für eine schnellere Heilung tun können. Stärken Sie mit Kräutertees (Odermennig, Brennessel, Kombucha) und anderen natürlichen Methoden, zum Beispiel Echinacea-Präparaten, das Abwehrsystem, die Lymphdrüsen, Leber und Milz (siehe »Lymphdrüsenbeschwerden« *Seite 87f.*). Vor allem Milz und Leber lassen sich mit Wärmebehandlungen anregen (Wärmflasche oder Kompressen mit heißem Wasser).

Zum Nachdenken

Das Pfeiffersche Drüsenfieber verursacht starke Müdigkeit und erfordert einen langen, oft Wochen dauernden Genesungsprozeß. Die Müdigkeit und das Nichts-tun-Dürfen geben uns die Möglichkeit, nach innen zu sehen. Genießen Sie dies, soweit Sie es können, ohne schlechtes Gewissen. Die Tatsache, daß es keine allopathischen Medikamente dagegen gibt, gibt uns die Chance, uns ganz der Natur zu überlassen.

■ Pickel

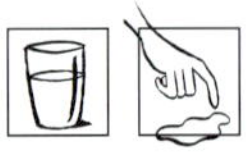

Siehe auch »Akne« *Seite 39.*

Stellen lokal mit Urin betupfen vgl. Seite 29

Einige Tropfen unter die Zunge nehmen vgl. Seite 23f.

Intensive Urinbehandlung vgl. Seite 32ff.

Klistier vgl. Seite 25

Kompressen mit Urin vgl. Seite 30f.

Anwendung

Betupfen Sie mehrmals pro Tag die Pickel mit Hilfe eines Wattebausches oder eines Stück Stoffs mit Urin. Wenn nach ein bis zwei Wochen keine Besserung zu sehen ist, trinken Sie zusätzlich jeden Tag ein Glas Morgenurin.

Persönliche Erfahrung

»Meine Gesichtshaut, die vielen naturheilkundlichen Therapien bislang getrotzt hatte, hat sich durch regelmäßige Anwendung von Urin enorm gebessert. War sie früher schuppig, trocken und pickelig, so ist sie heute fast frei von Pickeln, und es ist keine Spur von trockener oder schuppiger Haut mehr zu sehen. Mußte ich früher die Haut ständig eincremen, so tue ich das jetzt nur noch morgens, wahrscheinlich auch nur aus alter Gewohnheit.«

■ Pilzinfektionen

Siehe »Candida-Mykose« *Seite 55f.*, »Nagelpilz« *Seite 95*, »Fußpilz« *Seite 64* und »Vaginale Beschwerden« *Seite 114.*

■ Pollenallergie

Siehe »Heuschnupfen« *Seite 77.*

■ Prämenstruelle Beschwerden

Siehe »Menstruationsprobleme« *Seite 91f.*

■ Prostatabeschwerden

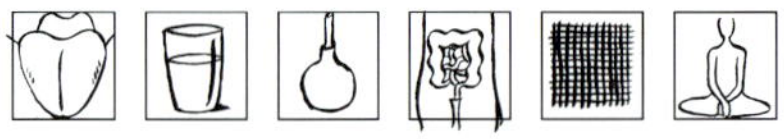

Anwendung

Trinken Sie jeden Tag ein Glas Morgenurin oder nehmen Sie einige Tropfen unter die Zunge. Wenn es sich um ernsthafte oder chronische Prostatabeschwerden handelt, sollten Sie nach einigen Tagen zur intensiven Urinbehandlung übergehen. Eine sehr gute Wirkung haben Darmspülungen mit Urin, da die Prostata direkt am Mastdarm sitzt. Am besten verwenden Sie dazu ein Klistier. Urin-Kompressen auf dem Unterbauch, eventuell mit Heilerde gemischt, unterstützen ebenfalls die Heilung. Bei Prostatakrebs ist die intensive Urinbehandlung zu empfehlen.

Tips

Konsultieren Sie bei akuten oder ernsthaften Prostatabeschwerden einen Arzt oder Heilpraktiker. Unterstützende Kräutertees bei Prostataerkrankungen sind Rosarotes oder KleinesWeidenröschen und Brennnessel.

Psoriasis

Siehe »Schuppenflechte« *Seite 107.*

Psychische Störungen

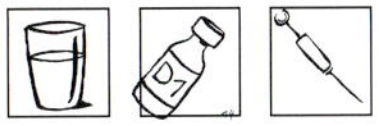

Anwendung

Das Trinken von Urin hat einen positiven Einfluß auf psychische Störungen. Der Morgenurin ist bekannt für seine beruhigenden und aufbauenden Inhaltsstoffe, zum Beispiel das Hormon Melatonin. Eine homöopathische Potenzierung wirkt mehr im energetischen Bereich, der bei psychischen Problemen ebenfalls eine wichtige Rolle spielt. Urin-Injektionen werden von einigen Ärzten zur Behandlung von bestimmten Geisteskrankheiten und Hypoglykämie eingesetzt, die durch Lebensmittelallergien verursacht werden (siehe »Persönliche Erfahrung« *rechts* und *Seite 79*).

Tips

Es gibt viele verschiedene unterstützende Mittel, die bei geistigen Störungen ausgleichend wirken, zum Beispiel diverse Kräuter oder Bach-Blüten-Essenzen. Beraten Sie sich mit einem Arzt oder Therapeuten. Unterschätzen Sie auch nicht die Wirkung von Nahrungsmitteln. Eine gesunde und ausgewogene Diät mit viel frischem Gemüse und Obst, die auf den einzelnen abgestimmt ist, kann geistige Beschwerden vermindern. Dagegen können bestimmte Nahrungsmittel über eine Lebensmittelallergie zu Depressionen oder Aggressivität führen. Ein gutes Beispiel dafür ist weißer raffinierter Zucker, der vor allem Kinder übermäßig aggressiv macht.

Bei eher komplexen Geisteskrankheiten bieten traditionelle Gesundheitssysteme, die von der Einheit von Körper, Geist und Seele ausgehen, gute Behandlungsmöglichkeiten (zum Beispiel Ayurveda, tibetische Heilkunde und Schamanismus). Suchen Sie dafür entsprechende Fachpersonen auf.

Zum Nachdenken

Es ist interessant, daß die tibetische Heilkunde Geisteskrankheiten seit alten Zeiten mit Urin behandelt. Es gibt Urin-Therapeuten, die der Meinung sind, daß Urin ein hervorragendes »Psychopharmakon« ist. Die Anwendung der Urin-Therapie steigert die Selbstakzeptanz und Selbstannahme. Dieser Aspekt kann eine heilende Wirkung auf bestimmte Beschwerden haben.

Ein Glas Morgenurin trinken vgl. Seite 24f.

Homöopathische Potenzierung vgl. Seite 28

Urin-Injektionen vgl. Seite 28f.

Persönliche Erfahrung

»Einer unserer Patienten, ein 42jähriger Schauspieler, litt unter akuten manisch-depressiven Anfällen und selbst-destruktiven Neurosen. Andere Symptome waren Paranoia, Psychosen, Halluzinationen und Alpträume. Nachdem er, bevor er zu uns kam, einige Zeit erfolglos mit Schlafpillen und Anti-Depressiva behandelt worden war, überwies man ihn in eine Privat-Klinik nach Spanien. Dort wurde er ein Jahr lang vergeblich mit anderen Mitteln behandelt. Als er dann zu uns kam, machten wir zuerst einen vollständigen Allergie- und Glucose-Toleranz-Test. Das Ergebnis zeigte, daß er praediabetisch war mit einer ernsthaften Hypoglykämie. Eine der Ursachen war eine Milchallergie. Nach einer Behandlung von einem Monat (keine Kuhmilch und kein Zucker, Urin-Injektionen und ein intensives

Mineralzusatzprogramm für Hypoglykämie) waren die Beschwerden zum größten Teil verschwunden.«

Quallen, Verbrennungen durch

Siehe »Insektenstiche« *Seite 81.*

Quecksilbervergiftung

Siehe »Amalgamentfernung« *Seite 42f.*

Rheumatismus

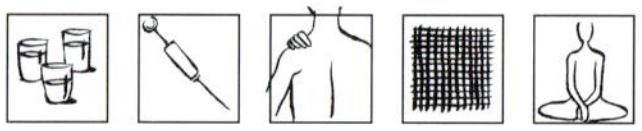

Anwendung

Körpermassage mit Urin vgl. Seite 30

Urin-Kompressen vgl. Seite 30f.

Urin-Injektionen vgl. Seite 28f.

Rheumatische Beschwerden erfordern eine ganzheitliche Behandlungsweise, wobei die Urin-Therapie eine wichtige Ergänzung sein kann. Rheumatische Beschwerden können durch Massagen mit Urin oder Urin-Kompressen lokal gelindert werden. Das Trinken unterstützt die Behandlung von innen. Bei chronischem Rheuma ist eine intensive Urinbehandlung, eventuell mit Fasten mit Urin und Wasser oder Kräutertees, zu empfehlen. Wenden Sie sich dazu an einen naturheilkundigen Arzt oder Heilpraktiker. Bei fortgeschrittenem Rheuma benötigen Sie viel Geduld und Zeit, obwohl es auch immer wieder Patienten gibt, die schnell und komplikationslos genesen. Eine eventuelle Medikamenteneinnahme sollte bei gleichzeitiger Urin-Anwendung unter Aufsicht eines Fachkundigen langsam abgebaut werden. Auch wöchentliche Injektionen (fachkundig angewendet) können Linderung bringen.

Tips

Rheumatische Beschwerden können unterschiedliche Ursachen haben und ebenso unterschiedlich weit fortgeschritten sein. Grundsätzlich ist eine gesunde Ernährung und die Behandlung bei zu hohem Säuregehalt des Blutes (siehe *Seite 17f.*) wichtig. Zu empfehlen ist eine gute Entgiftungskur, zum Beispiel mit homöopathischen Mitteln, die vielleicht hin und wieder wiederholt werden sollte. Die entsprechenden Mittel können mit Elektro-Akupunktur oder Kinesiologie ausgetestet werden. Unterstützende Kräuter – als Tee getrunken oder in Kompressen – sind Brennessel, Löwenzahn, Rosmarin, Johanniskraut und Ackerschachtelhalm.

Zum Nachdenken

Unsere Gelenke, Sehnen und Muskeln sind für unsere Bewegungen notwendig und symbolisieren damit auch unsere Bewegungsfreiheit. Wenn wir den schmerzhaften oder steifen Stellen unsere ganze Aufmerksamkeit schenken, können wir vielleicht allein dadurch schon eine Erleichterung erzielen. Nehmen Sie sich dafür täglich einen Moment Zeit: Setzen oder legen Sie sich entspannt hin, schließen Sie Ihre Augen und richten Sie Ihre Aufmerksamkeit auf die entsprechenden Stellen. Erleben Sie, wie sich die Stelle von innen und außen anfühlt. Achten Sie auch auf mögliche Gefühle, die durch Schmerzen oder Steifheit hervorgerufen werden. Geben Sie diesen Gefühlen allen Raum – und damit alle Bewegungsfreiheit.

Persönliche Erfahrung

»Früher hatte ich einen sehr schlechten Schlaf durch heftige rheumatische Schmerzen, vor allem in den Knien. Doch schon schnell, nachdem ich begonnen hatte, die Urin-Therapie anzuwenden, fühlte ich mich viel energiereicher. Ich konnte ohne Schmerzen gehen und wieder ruhig schlafen.«

Risse an Händen und Füßen

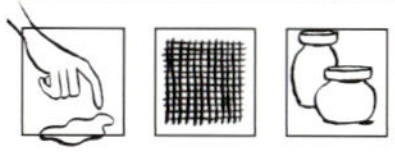

Anwendung

Reiben Sie die rissigen Stellen mehrmals am Tag mit frischem Urin ein oder legen Sie Urin-Kompressen auf. Sie können sich auch Ihre eigene Urinsalbe herstellen und die Stellen damit eincremen.

Tips

Siehe »Hautpflege« *Seite 73.*

Persönliche Erfahrung

»Früher hatte ich bei kalter Witterung oft rissige Hände und Knie und andere aufgesprungene Stellen am Körper. Dann holte meine Mutter immer das Töpfchen unter dem Bett hervor und betupfte die brennenden Stellen auf der Haut. Das brannte auch, aber nur kurz und heilte dann ganz schnell.«

Rückenschmerzen

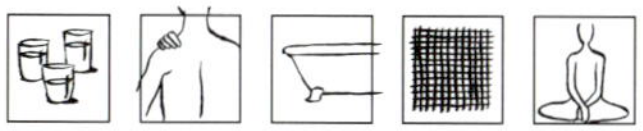

Anwendung

Legen Sie Kompressen mit altem Urin auf den Rükken oder massieren Sie die schmerzhaften Stellen (bzw. lassen Sie massieren) mit Urin. Dadurch können die Schmerzen gelindert werden. Auch ein Bad mit Urinzusatz kann helfen. Urintrinken unterstützt den Heilungsprozeß von innen. Bei chronischen, langanhaltenden Rückenschmerzen ist es gut, zur intensiven Urinbehandlung überzugehen, um den Körper zu reinigen. Die Urin-Therapie ist als ergänzende Behandlung neben Bewegungstherapien und Haltungsübungen zu sehen. Diese bilden die grundlegende Behandlungsweise bei chronischen Rückenschmerzen.

Tips

Strukturell ausgleichende Therapien, zum Beispiel Rolfing, Feldenkreis, Sotai-Ho, sind an dieser Stelle sicherlich zu empfehlen. Suchen Sie sich die Methode, die zu Ihnen paßt. Manche Menschen bevorzugen eher kräftigere »Reparaturarbeiten« (zum Beispiel Chiropraktik), andere eher subtile und milde Korrekturverfahren. Versuchen Sie es auch mit Atemübungen, denn dadurch wird der Energiefluß verbessert. Manchmal entstehen Rückenschmerzen durch Beschwerden der Organe, die auf etwa der entsprechenden Höhe liegen, zum Beispiel können Schmerzen zwischen den Schulterblättern durch Gallenprobleme verursacht werden. Lassen Sie sich auch auf diese Möglichkeiten untersuchen.

Urinsalbe vgl. Seite 31

Zum Nachdenken

Unser Rücken hält uns aufrecht im Leben. Er ist das, was uns stützt, worauf wir uns stützen können. Die Wirbelsäule ist ein erstaunliches Instrument voller Beweglichkeit und Kraft. Außerdem beschützt sie einen wichtigen Teil des Nervensystems. Gönnen Sie Ihrem Rücken mehr Aufmerksamkeit und öfter mal eine Massage.

Scheidenpilz

Siehe »Vaginale Beschwerden« *Seite 114f.* und »Candida-Mykose« *Seite 55f.*

Urin als Badezusatz vgl. Seite 30

Trinken von Urin vgl. Seite 23ff.

Intensive Urinbehandlung vgl. Seite 32ff.

Schilddrüsenerkrankungen

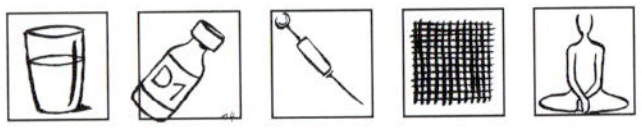

Siehe auch »Hormonstörungen« *Seite 78.*

Anwendung

Hyperthyreoidismus ist eine Überfunktion und Hypothyreoidismus eine Unterfunktion der Schilddrüse. In beiden Fällen handelt es sich um eine Störung des Hormonhaushaltes, die verschiedene Ursachen haben kann. Zur allgemeinen Regulierung und Verstärkung des Hormonhaushaltes ist es empfehlenswert, jeden Tag ein Glas Morgenurin zu trinken. Erhöhen Sie langsam die Menge und wenden Sie bei chronischen Problemen – unter Aufsicht eines naturheilkundigen Arztes oder Therapeuten – die intensive Urinbehandlung an. Diese kann mit Urin-Kompressen auf dem Halsgebiet unterstützt werden. Legen Sie jeden Tag ein Tuch, das in erwärmtem, alten oder frischen Urin getränkt wurde, für 20 Minuten auf. Wird die Fehlfunktion der Schilddrüse durch eine Vergiftung mit toxischen Stoffen, zum Beispiel Schwermetalle, verursacht, empfiehlt sich eine vorausgehende homöopathische Urinbehandlung für ca. zwei Wochen. Finden Sie in Zusammenarbeit mit einem naturheilkundigen Arzt oder Heilpraktiker die Ursachen heraus und behandeln Sie diese entsprechend. Aus medizinischen Veröffentlichungen geht hervor, daß auch Urin-Injektionen eine positive Wirkung bei Schilddrüsenproblemen zu haben scheinen. Injektionen sollten nur fachkundig angewendet werden.

Ein Glas Morgen-Urin trinken vgl. Seite 24f.

Homöopathische Potenzierung vgl. Seite 28

Urin-Injektionen vgl. Seite 28f.

Tips

Eine regulierende Wirkung auf die Schilddrüse haben Dampfkompressen mit Urin und Ackerschachtelhalm. Unterstützende Kräutertees sind Ringelblume, Schafgarbe und Brennessel.

Zum Nachdenken

Die Schilddrüse ist eine der Hormonproduzenten unseres Körpers. Hormone bilden eine Brücke zwischen Körper und Gefühlen. Der Halsbereich steht für Kommunikation, Ausdruck und Kreativität. Probleme an dieser Stelle bieten uns einen Anlaß zu überprüfen, ob wir immer sagen, was wir denken und fühlen oder ob wir Spannungen und Konflikte zurückhalten.

Persönliche Erfahrung

»Als praktizierender Gynäkologe begann ich erst vor sechs Jahren, mich für die Urin-Therapie zu interessieren, als mir die Grenzen der Schulmedizin bewußt wurden. Nachdem ich mich gründlich über die Urin-Therapie informiert und ein Diplom in Naturheilkunde gemacht hatte, begann ich langsam, das neu erworbene Wissen in meiner Praxis anzuwenden, nicht nur bei gynäkologischen oder obstetrischen Fällen, sondern auch bei anderen Beschwerden. Ich war über die Resultate verblüfft. In den letzten zwei Jahren therapierte ich eine ganze Reihe von Krankheiten mit erstaunlich guten Ergebnissen durch die Kombination aus Urin-Therapie und Diät, zum Beispiel Herpes genitalis, geschwollene Prostata, Nierensteine, Hypothyreoidismus, rheumatische Arthritis, Weißfluß, chronische Stirnhöhlenentzündungen, allergische Dermatitis und noch vieles mehr.«

Schlafstörungen

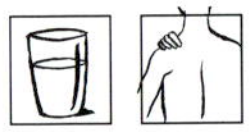

Anwendung

Trinken Sie jeden Morgen ein Glas Morgenurin und auch ein Glas vor dem Schlafengehen. Eventuelle Urin-Massagen fördern die Blutzirkulation, was die natürlichen Prozesse des Körpers verbessert.

Tips

Sie können anstelle des Urins am Abend auch ein Glas Wasser mit Basenpulver, zum Beispiel Natron, trinken. Durch dieses alkalische Getränk wird der Körper entsäuert und Sie können besser einschlafen. Andere Möglichkeiten sind eine Tasse warme Milch mit etwas Muskatnußpulver, ein warmes Fußbad oder eine Fußmassage mit Sesamöl. Beruhigende Kräuter sind Baldrian und Melisse.

Zum Nachdenken

Nehmen Sie sich etwas Zeit vor dem Schlafengehen, um sich von allen Ereignissen des Tages zu verabschieden. Lassen Sie den Tag noch einmal in Gedanken an sich vorüberziehen und schließen Sie ihn dabei ab. Übergeben Sie mögliche Probleme gedanklich in die Hände einer höheren Instanz, die sich in dieser Nacht darum kümmert und Ihnen hilft. Gönnen Sie sich dann eine erholsame Nacht und vollständige Entspannung für Körper, Geist und Seele.

Persönliche Erfahrung

»Nachdem ich Ihr Buch mit großem Interesse gelesen habe, wende ich seit einiger Zeit die Urin-Therapie an (täglich zwei- bis dreimal Trinken). Vom ersten Tag an konnte ich besser ein- bzw. fester schlafen. Seit Jahren nahm ich pflanzliche Beruhigungsmittel, die nur die ersten sechs Wochen einigermaßen halfen. Seit ich Urin vor dem Schlafengehen trinke, habe ich keine Probleme mehr.«

■ Schlangenbiß

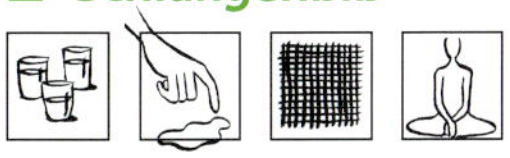

Anwendung

Bei Schlangenbissen ist es wichtig, direkt Urin zu trinken. Wenn man in einem Schockzustand ist, kann auch erst der Urin einer anderen Person verwendet werden. Sobald die betroffene Person aber wieder bei Bewußtsein ist und selbst urinieren kann, sollte der eigene Urin getrunken werden, der dann wie ein Gegengift wirkt. Legen Sie zusätzlich Kompressen auf die Bißstelle oder betupfen Sie das Gebiet mit Urin. Massieren Sie den Urin aber nicht ein, da sich das Gift dadurch verteilen kann. Beim Biß von sehr giftigen Schlangen ist die intensive Urinbehandlung der schnellste Weg, um wieder gesund zu werden.

Urin-Kompressen vgl. Seite 30f.

Stellen lokal mit Urin betupfen vgl. Seite 29

Intensive Urinbehandlung vgl. Seite 32ff.

Tips

Folgen Sie den gängigen Ratschlägen bei Schlangenbissen und suchen Sie bei giftigen Schlangen so schnell wie möglich einen Arzt auf.

Zum Nachdenken

Schon der große ayurvedische Arzt Sushruta aus Indien schrieb über die Wirkung des eigenen Urins als Gegenmittel bei Schlangenbissen. In Indien haben einige Schlangenbeschwörer, wenn sie auf Schlangenfang sind, ein Gefäß mit Urin bei sich, damit sie im Notfall direkt den Urin trinken und die Bißstelle damit einreiben können. In dem alten Text »Shivambu Kalpa Vidhi« steht geschrieben, daß derjenige, der seinen Urin regelmäßig für sechs Monate trinkt, immun gegen Schlangengift wird.

Persönliche Erfahrung

»Wir leben in den Bergen in Nicaragua und haben zwölf Kinder. Wir sind sehr arme Bauern und unsere Toilette, eigentlich nur ein Plumpsklo, befindet sich außerhalb des Hauses. Eines Nachts ging eines unserer Kinder auf die Latrine. Plötzlich hörten wir einen lauten Schrei: Es war von einer giftigen Schlange gebissen worden! Wir ließen unseren Sohn so schnell wie möglich seinen Urin trinken und wiederholten diese

Behandlung in der Nacht noch einige Male. Die normalen Folgen eines solchen Bisses sind ernsthafte Vergiftungserscheinungen und tagelanges Kranksein. Doch zu unserem Erstaunen ging es unserem Jungen am folgenden Morgen (also nur einige Stunden später) ausgezeichnet! Wir sind sehr froh über diese Behandlungsmethode, da es für uns in solch gefährlichen Situationen unmöglich ist, rechtzeitig und schnell zu einem Krankenhaus zu kommen.«

Schnupfen

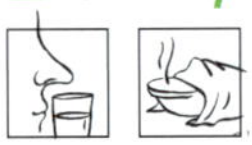

Anwendung

Nasenspülung vgl. Seite 26f.

Trinken von Urin vgl. Seite 23ff.

Urin-Inhalation vgl. Seite 27f.

Bei Schnupfen helfen Nasenspülungen. Falls die Nase völlig verstopft ist, so daß ein Hochziehen unmöglich ist, legen Sie sich auf den Rücken und träufeln Sie mit einer Pipette etwas Urin in die Nase. Bleiben Sie einen Moment so liegen, damit der Urin nicht wieder hinausläuft. Auch Inhalieren mit Urin ist hilfreich.

Tips

Fügen Sie dem Dampfbad folgende Kräuter oder Aromaöle zu: Eukalyptus, Menthol, Kampfer oder Pfefferminze. Trinken Sie auch den Tee dieser Kräuter. Andere lindernde Teesorten sind Holunder-, Lindenblüten und Sonnenhut.

Haar- und Kopfhautbehandlung mit Urin vgl. Seite 31

Zum Nachdenken

Der Ausdruck »die Nase von etwas voll haben« ist uns allen bekannt. Manchmal haben wir einfach genug von etwas oder jemandem, so daß wir es, sie oder ihn nicht mehr »riechen können«. Eine verstopfte Nase hilft uns dabei. Der Geruchssinn spielt in zwischenmenschlichen Beziehungen eine viel größere Rolle, als wir oft denken. So gibt es Untersuchungen, die nachweisen, daß wir unsere Partner unbewußt mehr nach dem Geruch als nach dem Aussehen auswählen.

Persönliche Erfahrung

»Seit ich meine Nase täglich mit Urin säubere (Neti), ist sie viel seltener verstopft als früher. Jetzt kann ich wieder durch die Nase atmen und die Benommenheit im Kopf und auch die Ohrenschmerzen durch die verstopfte Nase gehen zurück.«

Schock

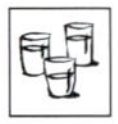

Anwendung

Geben Sie jemandem im Falle eines Schocks so schnell wie möglich Urin zu trinken. Kann die betroffene Person selbst nicht urinieren, nehmen Sie den Urin einer anderen Person, wenn möglich gleichen Geschlechts. Bei einem Schock, der zum Beispiel durch einen Schlangenbiß verursacht wurde, wirkt Urin auch direkt als Gegengift.

Schuppen

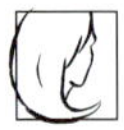

Anwendung

Waschen Sie Ihre Haare mit frischem oder altem Urin und/oder massieren Sie Ihre Kopfhaut gründlich damit. Lassen Sie den Urin 10 bis 20 Minuten oder länger einwirken und spülen Sie ihn dann mit Wasser (oder eventuell mit einem natürlichen, milden Shampoo) aus.

Tips

Nehmen Sie nur milde, natürliche Shampoos bzw. Anti-Schuppen-Shampoos (zum Beispiel von Weleda).

Sie können die Behandlung auch mit Haarölen, die Sie auf die Kopfhaut massieren, unterstützen. Nehmen Sie sich während der Behandlungen etwas Zeit und gönnen Sie sich einen Moment der Ruhe.

Zum Nachdenken

Mit unserem Kopf denken wir. Wenn wir mental zu aktiv sind und dadurch Streß entsteht, kann sich das in einer veränderten Funktion der Kopfhaut äußern (schuppig, fettig etc.). Bei Studenten kann man beobachten, daß sie in ihren Prüfungsphasen mehr Schuppen entwickeln. »Denken« Sie also auch immer wieder mal daran, sich zu entspannen (auch in Streßsituationen).

Persönliche Erfahrung

»Meine Erfahrungen mit Urin sind noch zu gering, um viel darüber zu sagen. Doch als Anti-Schuppen-Mittel wirkt er phantastisch.«

Schuppenflechte (Psoriasis)

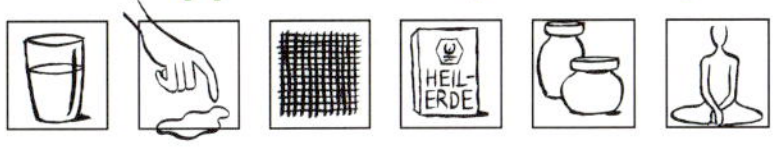

Anwendung

Bei ausgeprägter Psoriasis empfiehlt sich die intensive Urinbehandlung, das heißt Fasten mit Urin und Massagen der entsprechenden Stellen. Weiterhin ist es ratsam, präventiv den Morgenurin zu trinken. Reiben Sie ebenfalls mindestens einmal pro Woche den gesamten Körper mit (altem) Urin ein. Auf aufgesprungene, rissige oder entzündete Hautpartien sowie auf den Leberbereich und den Bauch können Sie zusätzlich Urin-Kompressen (eventuell mit Heilerde gemischt) auflegen. Lassen Sie diese solange einwirken, bis sie getrocknet sind. Sie können sich auch eine Hautcreme aus natürlichen Grundstoffen und Ihrem eigenen Urin zubereiten.

Tips

Das Heilen von Psoriasis benötigt zwar viel Geduld, ist aber generell möglich. Es kann vorkommen, daß Hautbeschwerden sich erst verschlimmern, bevor sie abheilen.

Innerlich unterstützende Kräuter sind Brennessel, Schöllkraut, Ringelblume und Schafgarbe. Äußerlich anzuwendende Kräuter sind Malve und Ackerschachtelhalm.

Zum Nachdenken

Psoriasis fordert uns dazu heraus, viel Geduld mit uns selbst zu haben, sanft mit uns umzugehen und uns nicht über unser Äußeres zu definieren. So, wie der Urin in der Gebärmutter einem Fötus hilft, eine schöne Haut zu entwickeln (siehe *Seite 39*), kann er uns auch jetzt noch eine makellose Haut schenken.

Persönliche Erfahrung

»In unsere Praxis kam eine 36jährige Frau mit einer Schuppenflechte, die sich über große Teile ihres Körpers ausgebreitet hatte. Sie hatte deswegen schon verschiedene Dermatologen aufgesucht und viele Behandlungen ausprobiert, doch nichts hatte geholfen. Wir schrieben ihr folgende Therapie vor: Trinken von zwei Litern Kräutertee (kinesiologisch ausgetestet) und einem Liter Urin pro Tag; Fußbäder mit den gleichen Kräutern; tägliche Massage des gesamten Körpers mit Urin; vegetarisches Essen; kein Zucker und kein fettiges Essen. Im Laufe des Monats wurden ihre Abwehrkräfte stets stärker. Die Hautinfektion verschwand, doch die Psoriasis noch nicht. Nach einem Jahr wurde die Haut plötzlich noch einmal ganz schlimm. Nach vier weiteren Monaten intensiver Behandlung mit einer selbstgemachten Creme aus Vaseline und eigenem Urin, ging es letztendlich viel besser, und die Beschwerden verschwanden vollständig.«

Intensive Urinbehandlung vgl. Seite 32ff.

Ein Glas Morgenurin trinken vgl. Seite 24f.

Kompressen mit Urin vgl. Seite 30f.

Urinsalbe vgl. Seite 31

Schürfwunden

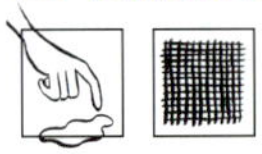

Einige Tropfen unter die Zunge nehmen vgl. Seite 23f.

Stellen lokal mit Urin betupfen vgl. Seite 29

Urin-Kompresse vgl. Seite 30f.

Trinken von Urin vgl. Seite 23ff.

Urin-Injektionen vgl. Seite 28f.

Fußbad vgl. Seite 30

Anwendung

Betupfen Sie direkt nach einem Unglück die Wunden mit frischem Urin. Sie können dafür auch alten Urin verwenden (ein Fläschchen mit altem Urin ist praktisch für die Reiseapotheke). Wenn Schmutz in die Schürfwunden gekommen ist, spülen Sie diese am besten mit dem Urinstrahl sauber. Betupfen Sie die Wunde am ersten Tag immer wieder mit Urin oder machen Sie eine Urin-Kompresse. Lassen Sie die Wunde gut trocknen, zum Beispiel in der Sonne oder mit dem Föhn, bevor Sie sie erneut betupfen.

Tips

Sie können zusätzlich, wenn der Urin vollständig eingezogen ist, wundheilende natürliche Kräutersalben auftragen. Aloe Vera eignet sich besonders gut bei der Heilung von Wunden. Gebrauchen Sie nur natürliche Cremes von hoher Qualität. Denken Sie daran, daß Ihre Haut die Stoffe, die Sie auftragen, nach innen weiterleiten kann.

Persönliche Erfahrung

»Bei einem Sturz vom Fahrrad habe ich mir Platz- und Schürfwunden zugezogen. Ich behandelte sie mit frischem Urin und war sehr erstaunt, wie schnell die Wunden heilten. Auch mein Kopfschorf, den ich als sehr peinlich empfunden habe, ist nach vier Wochen (dreimal pro Woche Kopfwäsche mit Urin und eintrocknen lassen) verschwunden. Ich bin sehr begeistert und bedaure nur, daß ich nicht schon früher von dieser Methode wußte.«

Schwangerschaftsübelkeit

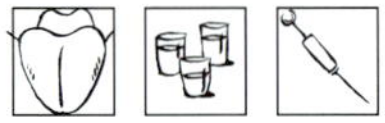

Anwendung

Nehmen Sie morgens ein paar Tropfen Urin unter die Zunge . Während der Schwangerschaft sollte man als Vorsichtsmaßnahme den ersten Morgenurin nur in kleinen Mengen einnehmen, da er sehr konzentriert sein kann und dadurch möglicherweise laxierend wirkt. Zu einem späteren Zeitpunkt des Tages, nachdem Sie Wasser, Tee, Saft oder Milch getrunken haben, können Sie den Urin auch pur trinken. Wenn er auch dann noch zu konzentriert ist, verdünnen Sie ihn einfach mit etwas Wasser oder Tee oder trinken Sie ihn in kleineren Mengen. Wenn Sie spüren, daß das Trinken von Urin Ihnen hilft, können Sie auch mehrmals täglich ein Gläschen Urin trinken. Die Urin-Therapie ist eine alte, bekannte Methode gegen Übelkeit zu Beginn einer Schwangerschaft und wurde in Deutschland auch von Ärzten empfohlen. Einige der Ärzte arbeiteten dabei auch mit Urin-Injektionen.

Tips

Schwangerschaftsübelkeit hängt oft mit einer geschwächten Leber zusammen. Darum sind Kräuter(-tees), die die Leber unterstützen, zu empfehlen, zum Beispiel Schöllkraut, Löwenzahn, Johanniskraut und Schafgarbe.

Schweißfüße

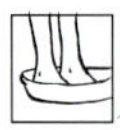

Anwendung

Baden Sie Ihre Füße regelmäßig in Urin oder tragen Sie eine Zeitlang, zum Beispiel über Nacht, in Urin getränkte Socken.

Schwellungen

Siehe »Schürfwunden« *Seite 108.*

Schwindelgefühl

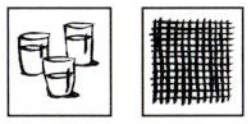

Persönliche Erfahrung

»Ich verwende Urin schon seit einiger Zeit. Seitdem sind die Schwindelgefühle, mit denen ich schon seit Jahren Beschwerden hatte, bedeutend weniger geworden. Es kommt mir so vor, als ob ich jetzt weniger Streß habe und mich nichts mehr aus der Ruhe bringen kann.«

Seeigel, Verletzungen durch

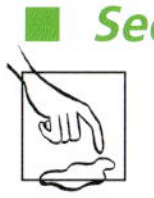

Persönliche Erfahrung

»Bei meinem letzten Urlaub in Griechenland trat ich in einen Seeigel und hatte die Stacheln überall im Bein und Fuß. Ein einheimischer Fischer, der diesen Vorfall beobachtet hatte, bot mir an, darüber zu pillern, was ich erst sehr merkwürdig fand. Er erklärte mir, daß dadurch die Stacheln weich werden, sich nicht entzünden und einfacher zu entfernen sind. Da es sehr schmerzte, ließ ich es über mich ergehen. Danach war alles wieder in Ordnung.«

Selbstwertgefühl

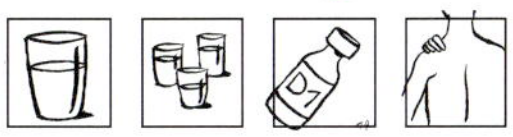

Siehe auch »Depressionen« *Seite 58f.*

Anwendung

Freunden Sie sich mit Ihrem körpereigenen Saft, dem Urin, an. Experimentieren Sie, um seine vielseitigen Verwendungsmöglichkeiten kennenzulernen. Urin ist ein reines Filterprodukt Ihres eigenen Blutes. Man kann sagen, daß Urin ein Hologramm, ein ganzheitliches Speicherbild, Ihres Körpers ist und somit viele wertvolle Informationen enthält. Werden diese Informationen wieder zurück an den Körper gegeben, kann er sie analysieren, bewerten und daraufhin reagieren.

Zum Nachdenken

Da Sie ein Tabu durchbrechen und einen Teil von sich selbst wieder einnehmen, verändert sich Ihr Selbstbild ganz automatisch. Urin ist eine einzigartige Flüssigkeit, die von Ihrem Körper produziert wird und exakt alle Informationen über Sie und Ihre Gesundheit enthält. Daß der Körper in der Lage ist, so etwas zu produzieren, ist doch wirklich wunderbar! Schauen Sie generell einmal nach Ihrem Körper: Sehen Sie, wie alles perfekt funktioniert und sich selbst wieder regeneriert. Entdecken Sie, daß Ihr Körper und Ihr gesamtes Wesen ein lebendiges Wunder sind.

Persönliche Erfahrung

»Durch die bewußte tägliche Anwendung des eigenen Safts aus meinem Körper sind meine Wertvorstellungen vom eigenen ›Ich‹ entschieden größer geworden. Dies resultiert meines Erachtens aus der Erweiterung der Achtung vor den detaillierten Vorgängen und Erscheinungen, die täglich in unserem Körper ablaufen. Den angelernten Ekel kann man schnell und einfach überwinden, indem man sich bewußt mit den Inhaltsstoffen des Urins und den Prozessen im Körper im allgemeinen auseinandersetzt. Mit der Einnahme des Urins vollziehen sich Veränderungen, die bis in mein Gemüt hinein-

gegangen sind. Ich meine, mehr Ruhe und Gelassenheit zu erfahren.«

■ Sinusitis

Siehe »Nasennebenhöhlenentzündung« *Seite 96.*

■ Sonnenallergie

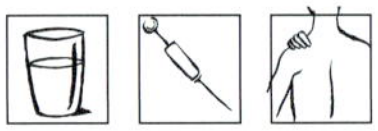

Urin-Kompressen vgl. Seite 30f.

Siehe auch »Allergien« *Seite 40.*

Anwendung

Beginnen Sie rechtzeitig, bevor die Haut starker Sonnenstrahlung ausgesetzt wird, mit der täglichen Urin-Massage, zum Beispiel einige Tage bevor Sie in den Urlaub fahren. Wenn die Allergie doch ausbricht, reiben Sie die Haut mehrmals täglich mit Urin ein. Bei einem akuten Anfall helfen Injektionen mit Urin (0,5 Milliliter), die aber nur fachkundig angewendet werden sollten. Trinken Sie regelmäßig ein Glas Morgenurin, um die Behandlung von innen zu unterstützen.

Urin-Injektionen vgl. Seite 28f.

Tips

Die Nahrung spielt oft eine große Rolle bei Allergien. Reduzieren Sie tierische Eiweiße und Weißmehl, essen Sie keinen Zucker und kein Schweinefleisch. Unterstützend für die Hautversorgung sind Aloe-Vera-Gel und Recue-Creme aus Bach-Blüten. Hilfreich ist weiterhin die Einnahme des Vitamin-B-Komplexes oder des Algenprodukts Spirulina.

Zum Nachdenken

Siehe »Sonnenbrand« *rechts.*

■ Sonnenbrand

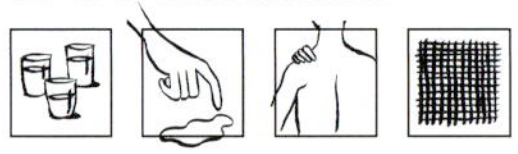

Anwendung

Reiben Sie die betroffenen Stellen so schnell wie möglich mit frischem Urin ein. Das beruhigt die Haut und lindert die Folgeerscheinungen. Wenn es zu Bläschen kommt oder Partien stark verbrannt sind, legen Sie für einen längeren Zeitraum Kompressen mit frischem oder altem Urin auf. Trinken Sie in solch einem Fall auch ein oder mehrere Gläser Urin, so daß die Heilung von innen unterstützt wird. Es gibt auch Menschen, die sich vor einem Sonnenbad prophylaktisch mit Urin einreiben.

Tips

Verwenden Sie vorbeugend eine natürliche Sonnenmilch oder -creme (zum Beispiel von Weleda). Denken Sie daran, daß alles, was Sie auf die Haut auftragen, auch in die Haut eindringt oder die Poren verstopfen kann. Setzen Sie sich nur so lange der Sonne aus, wie es für Ihren Hauttyp angemessen ist. Wenn es zu einem Sonnenbrand gekommen ist, empfiehlt sich zusätzlich Aloe-Vera-Gel und Johanniskrautöl. Ebenfalls lindernd bei Verbrennungen der Haut wirken Kompressen mit Buttermilch.

Zum Nachdenken

Die Intensität und Kraft der Sonnenstrahlen und die Folgen davon sind in der letzten Zeit ein wichtiges Gesprächsthema geworden. Man spricht über den Sonnenschutzfaktor, über Sonnenenergie, das Ozonloch und die Folgen für das Klima und die Menschen, zum Beispiel Hautkrebs. Doch die Sonne ist nicht nur schädlich, sondern sie gibt uns ebenso Leben: Eine gesunde Dosis Sonnenschein fördert die Gesundheit und das Wohlbefinden, stärkt das Immunsystem und sorgt für das Wachstum von Pflanzen.

Persönliche Erfahrung

»Ich habe in den letzten zehn Jahren viel mit der Urin-Therapie gearbeitet und spektakuläre Resultate erzielt. Sie half bei Ohrenschmerzen, Augenentzündung, Fieber, Verbrennungen und auch bei Sonnenbrand. Beim Sonnenbrand wirkte der Urin direkt, nachdem man ihn aufgetragen hatte, kühlend. Jetzt verwende ich ihn auch vorbeugend, so daß erst gar kein Sonnenbrand entsteht. Zum einen gehe ich bei den ersten Anzeichen, daß es mir zu heiß wird, aus der Sonne. Zum anderen schmiere ich mich nach dem Sonnenbad vollständig mit Urin als Après-Sun-Lotion ein, und so wird die Haut erst gar nicht rot.«

■ Streß

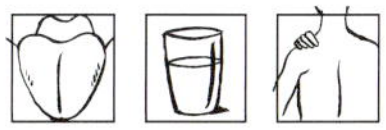

Anwendung

Trinken Sie jeden Tag ein Glas Morgenurin. Sie können den Urin auch mit Wasser, Saft oder Kräutertee verdünnen. Eine Alternative ist die tropfenweise Einnahme unter der Zunge. Massieren Sie sich selbst hin und wieder mit Urin (ganz oder teilweise; mit frischem oder altem Urin), um ein revitalisierendes und gutes Gefühl zu bekommen.

Tips

Nehmen Sie immer wieder einen tiefen Atemzug und seufzen Sie beim Ausatmen. Führen Sie regelmäßig Entspannungsübungen durch oder meditieren Sie. Suchen Sie die Methode, die zu Ihnen paßt, am besten etwas Einfaches, so daß Sie dadurch nicht wieder gestreßt werden. Beruhigende und ausgleichende Kräutertees sind Zitronenmelisse, Hopfen, Kamille, Lavendel, Lindenblüten und Baldrian. Sie können auch die ätherischen Öle dieser Kräuter in einer Aromalampe im Haus oder am Arbeitsplatz verdampfen lassen und so herrlich entspannt arbeiten.

Zum Nachdenken

Die beste Anti-Streß-Methode ist, sich Zeit zu lassen. Nehmen Sie sich ausreichend Zeit für alles und vor allem auch wieder für sich selbst. Tägliches Meditieren entspannt ausgezeichnet. In wissenschaftlichen Untersuchungen wurde festgestellt, daß Urintrinken ein wirksames Anti-Streß-Mittel ist. Es zeigte sich, daß indische Yogis (asketisch lebende Mönche), die Urin trinken, besonders ausgeglichen sind, was auf das Hormon Melatonin im Urin zurückzuführen ist. Der Bekanntheitsgrad dieses Hormons hat in den letzten Jahren enorm zugenommen. Melatonin ist heutzutage in Pillenform auf dem Markt erhältlich. Im Morgenurin ist Melatonin, das im Schlaf vom Körper produziert wird, aber gratis, also ohne »Einkaufs- oder Geldstreß«, erhältlich.

Nehmen Sie sich täglich 15 bis 20 Minuten Zeit, um zu meditieren oder Ihren Geist und Körper völlig zu entspannen.

Trinken von Urin vgl. Seite 23ff.

Körpermassage mit Urin vgl. Seite 30

Aus wissenschaftlichen Untersuchungen

»Ein Glas Urin pro Tag hilft, Streß vorzubeugen. Das Trinken von einem Glas des eigenen Morgenurins auf nüchternen Magen hat einen Einfluß auf tiefere Ruhe während der Meditation«, behaupten zwei australische Wissenschaftler. »Urin ist reich an Melatonin, einem Hormon, das auf Menschen eine leicht beruhigende Wirkung hat.«

Syphilis

Siehe »Geschlechtskrankheiten« *Seite 66f.*

Taubheit

Siehe »Ohrenschmerzen« *Seite 98.*

Tuberkulose

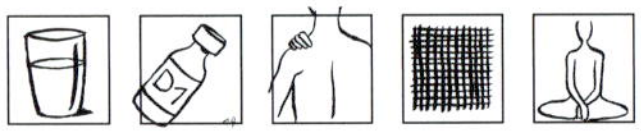

Anwendung

Intensive Urinbehandlung vgl. Seite 32ff.

Konsultieren Sie bei Tbc immer einen Arzt. Wenden Sie so schnell wie möglich die intensive Urinbehandlung an, d.h. Fasten und große Mengen Urin trinken, am besten in Begleitung eines Arztes oder Therapeuten. Unterstützen Sie die Behandlung durch Kompressen oder Massagen mit erwärmtem und altem Urin auf dem Rücken und der Brust. Fahren Sie mit der intensiven Behandlung so lange fort, bis sich die Beschwerden deutlich verbessert haben oder ganz verschwunden sind. Das kann ein bis drei Wochen dauern. Trinken Sie danach aber auch noch für eine Weile mindestens den Morgenurin. Eine homöopathische Urinpotenzierung kann die Behandlung unterstützen.

Homöopathische Potenzierung vgl. Seite 28

Tips

Eine gesunde und ausgewogene Ernährung ist selbstverständlich Voraussetzung. Manche Pflanzen, wie Meerrettich und Wasserkresse, enthalten natürliche Antibiotika, die vorbeugend oder genesend bei einer beginnenden Tbc wirken. Unterstützende Kräutertees sind Brennessel, Huflattich, Ackerschachtelhalm und Spitzwegerich.

Zum Nachdenken

Jedes Jahr sterben weltweit ca. drei Millionen Menschen an Tbc. Obwohl man dachte, die Krankheit im Griff zu haben, tauchten inzwischen neue Varianten des Erregers auf, gegen die man mit den bekannten Mitteln nichts oder nur wenig tun kann. Der Einsatz von Urin gegen Tbc wurde in den 50er Jahren in den USA und in Schweden entwickelt, als Wissenschaftler einen Stoff im Urin entdeckten, der eine positive Wirkung bei Tbc hatte. Es gelang ihnen aber nicht, diesen Stoff aus dem Urin zu isolieren. Die Urin-Therapie in ihrer puren ursprünglichen Form bietet daher eine gute Behandlungsmöglichkeit.

Aus wissenschaftlichen Untersuchungen

»Obwohl die Tatsache bekannt ist, daß menschlicher Urin das Vermögen besitzt, dem Wachstum von TBC-Bakterien entgegenzuwirken, ist die chemische Struktur der aktiven Substanzen noch nicht geklärt. In unseren Untersuchungen ist nur zu erkennen, daß eine der aktiven Substanzen ein Polypeptid ist.«

Typhus

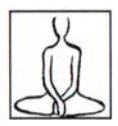

Siehe auch »Durchfall« *Seite 60f.*

Anwendung

Haben Sie sich mit Typhus infiziert, ist es wichtig, die Krankheit sorgfältig zu behandeln und einen Fachmann zu konsultieren. Beginnen Sie direkt mit der intensiven Urinbehandlung, möglichst in Begleitung eines Arztes oder Therapeuten. Führen Sie die Behandlung so lange durch, bis sich die Beschwerden deutlich gebessert haben oder verschwunden sind. Dies kann manchmal ein bis drei Wochen oder länger dauern.

Tips

Um das Risiko, sich in tropischen Ländern mit Typhus zu infizieren, so gering wie möglich zu halten, sollten Sie nur abgekochtes Wasser und gekochte Speisen zu sich nehmen. Für einige Tage zu fasten, ist die beste Methode für den Körper, sich zu regenerieren. Misteltee wirkt unterstützend bei Blutungen und Lachesis ist ein empfohlenes homöopathisches Mittel bei Typhus.

Aus wissenschaftlichen Untersuchungen

»Weinstein und McDonald (1945) haben die bakterientötende Wirkung von Urea auf Mikroorganismen getestet. Urea zeigte dabei eine Wirkung bei Typhus-, Paratyphus- und Dysenterie-Bakterien. Die Untersuchungen ergaben, daß Urea eine bakterienhemmende und bakterientötende Wirkung bei allen getesteten Organismen besitzt. Wie zu erwarten war, zeigte eine höhere Konzentration des Urea und eine längere Behandlungsdauer die besseren Effekte.«

Übergewicht

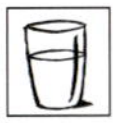

Anwendung

Trinken Sie regelmäßig ein Glas Morgenurin. Der Verdauungsprozeß wird durch die Urin-Therapie verbessert, die Nierenfunktion und der Stoffwechsel werden angeregt. Außerdem greift Urin regulierend in den Hormonhaushalt ein, was sich positiv auf das Gefühlsleben auswirkt. Dadurch kann ungebremster Eßlust entgegengewirkt werden.

Bei einer Fastenkur sorgt der Urin dafür, daß man sich ausgeglichener fühlt, weniger Hungergefühl verspürt und weniger essentielle Nährstoffe verliert. Sie können auch zwischen den Mahlzeiten bei aufkommendem Hungergefühl ein Glas Urin trinken.

Tips

Eine ausgeglichene und gesunde Ernährungsweise und etwas Bewegung sind der Schlüssel für ein ideales Gewicht. Es ist dabei wichtig, nicht jeder beliebigen Schlankheitskur zu folgen, sondern eine Ernährungsweise zu suchen, die zu Ihrer Konstitution und momentanen Situation paßt. Dabei spielen auch Lebensmittelkombinationen eine Rolle. Lassen Sie sich eventuell von einem naturheilkundigen Ernährungsberater helfen. Unterstützende Kräutertees sind Löwenzahn, Frauenmantel und Ringelblume.

Siehe auch »Bulimie« *Seite 54f.*

Zum Nachdenken

Jeder Mensch hat sein sogenanntes Idealgewicht, das zu der entsprechenden Konstitution, seinem Körper und den Lebensumständen paßt. Aber oft entspricht dieses Idealgewicht überhaupt nicht dem Bild, das uns durch Werbung, in Zeitschriften oder in der Modewelt als »ideal« vorgehalten wird. Doch was ist für Sie wichtiger? Ideal zu sein, im Sinne von »sich wohl zu fühlen«, »zu Ihnen passend« und »gesund sein« oder ideal, im Sinne von »was die Welt vielleicht von Ihnen denkt oder erwartet«, aber »ungesund«? Ein für Ihren Typ falsches Gewicht – das kann zuviel, aber auch zuwenig sein – kann den Weg zum gesunden Gleichgewicht blockieren. Achten Sie darauf, wo Sie unzufrieden sind, sich selbst nicht lieben, sondern verurteilen. Und erinnern Sie sich daran, daß Sie ideal und perfekt sind, genau wie jeder andere Mensch auf seine individuelle Weise!

Ein Glas Morgenurin trinken vgl. Seite 24f.

Unfruchtbarkeit

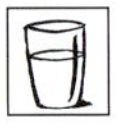

Anwendung

Ein Glas Morgenurin trinken vgl. Seite 24f.

Trinken Sie jeden Tag ein Glas Morgenurin, um den Hormonhaushalt zu stabilisieren.

Vaginale Spülung vgl. Seite 25

Sitzbad vgl. Seite 30

Tips

Beraten Sie sich mit einem naturheilkundigen Arzt oder Therapeuten über die Ursachen der Unfruchtbarkeit. Wenn es sich nicht um ein organisches Problem handelt, gibt es verschiedene natürliche Methoden, den Hormonhaushalt und damit die Fruchtbarkeit anzuregen. Informieren Sie sich über die Möglichkeiten in den verschiedenen Bereichen (Kräuter, Homöopathie etc.).

Zum Nachdenken

Wenn Sie aus irgendwelchen Gründen nicht schwanger werden, können die im Urin enthaltenen Hormone Ihrem Körper dabei helfen, ins hormonelle Gleichgewicht zu kommen. Dieses Prinzip wird auch von der Organisation »Mütter für Mütter« genutzt, die aus dem Urin Schwangerer Präparate für Frauen herstellen, die Schwierigkeiten damit haben, schwanger zu werden.

Persönliche Erfahrung

»Das Trinken von Urin wird in China seit Jahrhunderten bei Frauen angewendet, die Schwierigkeiten hatten, schwanger zu werden. Nachdem Anfang dieses Jahrhunderts aber die strikten Geburtenregelungen eingeführt wurden, geriet dieser Brauch in Vergessenheit.«

Vaginale Beschwerden

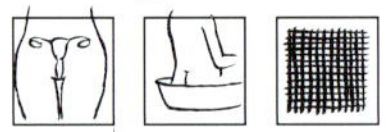

Anwendung

Für eine vaginale Spülung können Sie einen Einlauf verwenden oder eine Spritze mit frischem Urin und warmem Wasser oder Kräutertee. Sie können auch eine Kompresse mit Urin tränken und in die Scheide einführen. Dafür eignen sich auch Tampons sehr gut (am besten chemisch unbehandelte aus dem Naturladen). Weiterhin ist ein Sitzbad mit warmem Urin und Wasser oder Kräutertee eine angenehme und wirkungsvolle Behandlungsmethode. Sehen Sie auch unter »Candida-Mykose« auf *Seite 55f.* für mögliche Behandlungsmethoden nach, wenn Sie unter einem Scheidenpilz leiden.

Tips

Die Ursachen für übermäßigen Ausfluß können sehr unterschiedlich sein: luftundurchlässige Unterwäsche, Parasiten, Pilze oder Geschlechtskrankheiten. Die Behandlung erfolgt dann je nach Ursache (siehe die unterschiedlichen Krankheiten). Sie können die Darmspülungen und Sitzbäder mit Kräuterzusätzen, die die Symptome reduzieren und das Gewebe verstärken, ergänzen. Dazu eignen sich zum Beispiel Kamille, Teebaumöl, Frauenmantel, Schafgarbe und Ackerschachtelhalm. Speziell bei Weißfluß auch Eichenrinde, Rosmarin und Salbei.

Zum Nachdenken

Die Vagina ist das Organ der Frau, das mit Gefühlen im Bereich der Sexualität gekoppelt ist. Dabei handelt es sich um die ganze Spannbreite – von Genuß bis hin zu Schamgefühlen. In manchen religiösen Richtungen wird dieser Platz geehrt und verehrt als geweihter Platz und Ursprung allen Lebens. In der indischen Ikonographie wird die Vagina als Yoni bezeichnet und symbolisiert die weibliche Energie des Universums. Sie nimmt (neben dem Lingam, dem Symbol für die männliche Energie) einen wichtigen Platz ein.

Verbrennungen

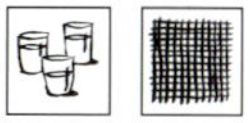

Anwendung

Tränken Sie ein sauberes Tuch mit frischem Urin und legen Sie es so schnell wie möglich auf die Brandwunde. Bedecken Sie Brandblasen einige Stunden mit dem Tuch, befeuchten Sie es aber zwischendurch immer wieder mit Urin. Dazu können Sie notfalls auch den Urin einer anderen Person verwenden. Wenn es sich um eine offene Wunde handelt, empfiehlt es sich, das Tuch nach einer Stunde wieder abzunehmen, die Wunde gut austrocknen zu lassen und dann den Verband zu erneuern. Bei sehr starken Verbrennungen unterstützt das Trinken des Urins die Heilung von innen.

Tips

Aloe-Vera-Gel, Calendulasalbe, Lebertransalbe und Johanniskrautöl wirken ebenfalls heilend.

Persönliche Erfahrung

»Im Juni 1994 verbrannte ich mir mit kochendem Wasser großflächig meinen Oberschenkel. Ich erinnerte mich an eine Fernsehsendung mit Carmen Thomas über die Urin-Therapie. Ich wusch die Verbrennung, an der sich Blasen und eine kleine Entzündung gebildet hatten, zwei Tage mit Urin. Die Wunde heilte sehr gut ab. Ab dem dritten Tag behandelte ich die Verbrennung mit Lebertransalbe.«

Verstauchung

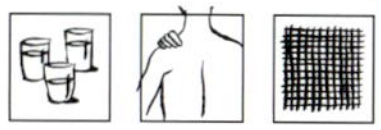

Anwendung

Wickeln Sie direkt nach einer Verstauchung ein Tuch mit Urin um das entsprechende Gelenk. Lassen Sie die Kompresse mindestens eine Stunde einwirken. Wiederholen Sie die Behandlung auch mehrmals an den darauffolgenden Tagen, etwa zwei- bis dreimal pro Tag. Sie können natürlich auch zwischendurch den Urin einfach einmassieren. Urintrinken unterstützt den Heilungsprozeß von innen. Äußerlich können Sie jederzeit auch den Urin einer anderen Person verwenden, wenn es nötig sein sollte, zum Beispiel wenn Sie in dem Moment gerade nicht müssen oder können.

Urin-Kompressen vgl. Seite 30f.

Tips

Unterstützende Kräuter für die äußerliche Behandlung sind Arnika, Hamamelis, Thymian und Beinwell. Auch Cremes mit Eukalyptus oder Kampfer wirken gut.

Trinken von Urin vgl. Seite 23ff.

Persönliche Erfahrung

»Als ich vor einigen Tagen meinen Fuß verstaucht hatte, habe ich direkt die schmerzhafte Stelle mit einem in Urin getauchten Taschentuch behandelt und später zu Hause Umschläge mit Urin gemacht. Die Schwellung ging zurück, die Schmerzen verschwanden, und eine sonst übliche Verfärbung trat erst gar nicht auf.«

Verstopfung

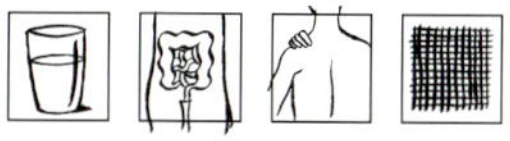

Anwendung

Trinken Sie regelmäßig ein Glas Urin und essen Sie Nahrungsmittel mit einem hohen Ballaststoffanteil.

Urin wirkt leicht abführend, da er eine salzige Lösung ist. Einige Tage Fasten können dabei helfen, die Darmflora wieder ins Gleichgewicht zu bringen. Darmspülungen helfen vor allem bei Störungen des Dickdarms. Massieren Sie den Unterbauch in kreisenden Bewegungen in Richtung des Darmverlaufs (von unten rechts nach oben, nach links und wieder nach unten) mit Urin ein oder legen Sie warme Urin-Kompressen auf.

Darmspülung vgl. Seite 25f.

Körpermassage mit Urin vgl. Seite 30

Tips

Bekannte laxierende Mittel sind Leinsamen, Sennesblätter und eingeweichtes Trockenobst.

Fußbad vgl. Seite 30

Kombinieren Sie die Darmspülungen mit Kräuterauszügen, zum Beispiel Kamille und Süßholz, mit Ghee (Butterreinfett) oder Sesamöl. Natürliche Darmbakterien unterstützen die Regulierung der Darmflora, zum Beispiel Colon Clean oder Joghurt mit lebenden Milchsäurebakterien. Es gibt viele verschiedene Produkte, fragen Sie im Naturkostladen oder Drogeriemarkt.

Zum Nachdenken

Verstopfung hat häufig eine psychische Ursache. Oft werden Sorgen und Ängste festgehalten. Prüfen Sie, ob dies bei Ihnen der Fall ist. Wenn ja, suchen Sie nach Möglichkeiten, öfter loszulassen. Legen Sie regelmäßig die Hände auf den Bauch oder massieren Sie leicht den Unterbauch.

Persönliche Erfahrung

»Nachdem ich lange Zeit an Verstopfung litt, mußte ich direkt nach meinem ersten Glas Urin auf die Toilette rennen. Zum ersten Mal hatte ich wieder ein erleichtertes Gefühl. Seitdem ist mein Stuhlgang regelmäßiger und ich fühle mich sehr gut damit.«

■ *Warzen*

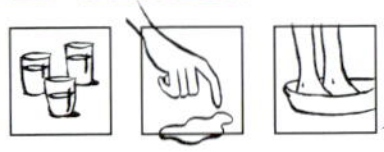

Anwendung

Reiben Sie die Warzen mindestens einmal pro Tag mit altem oder frischem Urin ein. Es ist hilfreich, die Warzen an der Oberfläche leicht aufzukratzen oder zu schaben (nur leicht!), denn dann kann der Urin besser eindringen. Manchmal verschwinden die Warzen innerhalb einiger Tage, manchmal dauert es einige Wochen oder länger. Bei Fußwarzen empfiehlt es sich, täglich ein Fußbad mit unverdünntem Urin zu nehmen. Da Warzen durch Viren verursacht werden, können Sie den Körper auch durch Urintrinken oder Fasten von innen reinigen.

Tips

Unterstützende Kräuter für die äußerliche Anwendung als Kompressen sind Schöllkraut (wird im Volksmund auch Warzenkraut genannt) und Ackerschachtelhalm, den Sie auch als Tee trinken können.

Persönliche Erfahrung

»Seit zehn Jahren störten mich hartnäckige Warzen an meinen Füßen und den Händen, die auch durch intensive Behandlung mit herkömmlichen Mitteln nicht weggingen. Durch Einreiben mit Urin verschwanden sie aber innerhalb von zwei Wochen! Ich war angenehm überrascht.«

■ *Wassersucht*

Siehe »Ödem« *Seite 98.*

Wechseljahresbeschwerden

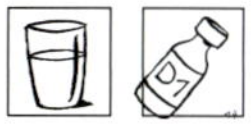

Anwendung

Trinken Sie jeden Tag ein Glas Morgenurin. Beginnen Sie erst langsam mit einigen Tropfen und erhöhen Sie dann die Menge. Sie können auch die homöopathische Behandlung ausprobieren. Der homöopathisch potenzierte Urin wirkt eher auf einem subtileren energetischen Niveau. Urin gibt dem Körper ein gutes hormonelles Feedback und kann auf diese Weise die starken Schwankungen der Wechseljahre ausgleichen.

Tips

In den Wechseljahren verlangt der Körper nach mehr Ruhe und entspannter Bewegung, zum Beispiel ein Spaziergang an der frischen Luft und dabei bewußt tief atmen. Sie können den Körper auch jeden Tag gründlich mit einer Bürste oder mit Urin massieren, das entfernt alte Hautschuppen und revitalisiert. Eine Diät hat einen direkten Einfluß auf Gemütsschwankungen und den Hormonhaushalt. Vermeiden Sie möglichst stimulierende Mittel wie schwarzen Tee, Kaffee, Alkohol und Zucker. Unterstützende Kräutertees sind Frauenmantel, Schafgarbe, Hirtentäschelkraut und Mistel. Auch Aloe Vera wirkt, innerlich eingenommen, unterstützend und revitalisierend. Weiterhin empfehlen sich beruhigende Sitzbäder und Massagen mit regenerierenden und belebenden Hautölen.

Zum Nachdenken

Genießen Sie die Jahreszeiten des Lebens und vertrauen Sie auf Ihren Körper und Ihr Frau-sein. Die biologische Weiblichkeit im Sinne von fruchtbar sein, neigt sich dem Ende zu, doch gleichzeitig entpuppen sich ganz neue Möglichkeiten, sich selbst als Frau mehr Beachtung zu schenken. Die Tatsache, daß in dieser Welt der biologischen Funktion der Frauen eine sehr große Bedeutung beigemessen wird, kann zu einem depressiven Gefühl führen, wenn diese »Bestimmung« ein Ende hat. Die Menopause ist der Übergang zu einer neuen Phase in Ihrem Leben. Es ist die Zeit der Besinnung und der eigenen (Wieder-)Geburt. Dabei empfiehlt es sich, diesen Prozeß wortwörtlich zu nähren, Ihrem Körper mit allen Veränderungen und physiologischen Prozessen viel Aufmerksamkeit zu schenken und nach innen zu gehen.

Trinken von Urin vgl. Seite 23ff.

Homöopathische Potenzierung vgl. Seite 28

Persönliche Erfahrung

»Ich wende die Urin-Therapie zwar erst seit zwei Monaten an, doch kann ich jetzt schon sagen, daß meine Wechseljahresbeschwerden dadurch positiv beeinflußt werden. Mein Haarausfall ist in dieser kurzen Zeit auf jeden Fall vollständig gestoppt worden.«

Wunden

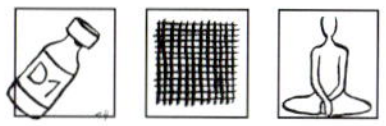

Anwendung

Legen Sie ein in Urin getauchtes Tuch auf die Wunde. Sie können dafür den Urin auch mit wundheilenden Kräutern und/oder Heilerde mischen. Erneuern Sie die Kompresse ein- bis zweimal pro Tag. Lassen Sie die Wunde erst trocknen (in der Sonne oder mit dem Fön), bevor Sie einen neuen Verband anlegen. Bei sehr schweren Wunden können Sie den Urin auch trinken und eventuell sogar für einige Tage mit Urin und Wasser oder Kräutertees fasten sowie den gesamten Körper mit Urin massieren (intensive Urinbehandlung). Sie können sich auch eine homöopathische Potenzierung aus Urin oder aus Urin und etwas Wundflüssigkeit zubereiten.

Urin-Kompressen vgl. Seite 30f.

Intensive Urinbehandlung vgl. Seite 32ff.

Tips

Wunden können Sie zusätzlich mit einem Inhaltsstoff des Urins, nämlich Urea (Harnstoff), behandeln. Urea ist in Pulverform erhältlich und wirkt nach wissenschaftlichen Untersuchungen sogar bei sehr tiefen und ernsthaften Wunden sehr gut. Ansonsten bietet die Pflanzenwelt reiche Unterstützung: Blätter von Frauenmantel, Johanniskraut(-öl), Hamamelis, Beinwell und Echinacea.

Persönliche Erfahrung

»Ich wurde 1933 geboren und habe demzufolge meine Kindheit in den Kriegsjahren verbringen müssen. Ich wuchs bei meinen Großeltern auf, meine Großmutter war eine liebe, praktische Frau. Während des Krieges gab es nur Schuhe auf Bezugsscheine, deshalb mußte ich in den Sommermonaten oft Holzsandalen tragen, mit denen ich mir aber jedesmal innen die Knöchel an beiden Füßen so aufschlug, daß große, tiefe Wunden entstanden. An solchen Tagen bat mich meine Großmutter, in ein Glas zu ›pullern‹. Sie suchte große Blätter des Spitzwegerichs, nahm ein Stückchen trockenes Bauernbrot und weichte es in meinem Urin ein. Diesen Brot-Urin-Brei strich sie mir abends auf die Wunden und deckte alles mit Spitzwegerichblättern ab. Darüber kam ein Verband. Bereits am zweiten Abend sah man, wie sich die Wunden am Rande mit einer blauweißen bis zartrosa Haut überzogen. Nach einer Woche war alles verheilt. Da ich noch oft diese Sandalen tragen mußte, wurden auf diese Art und Weise genauso häufig meine Wunden geheilt.«

Trinken von Urin vgl. Seite 23ff.

Darmspülung vgl. Seite 25f.

Heilerde-Urin-Packungen vgl. Seite 31

Aus wissenschaftlichen Untersuchungen

»Die Vorteile der (Wund-)Behandlung mit Urea (Harnstoff) sind:

Er ist billig, verursacht keine Dermatitis, deodoriert unangenehm riechende Wunden, und da er nekrotisches (abgestorbenes) Material auflösen kann, sorgt er für eine saubere Wunde, die schnell heilen kann. Weiterhin verbessert er die Zirkulation, so daß neues Gewebe schneller produziert wird, hat keine toxischen Nebenwirkungen und verursacht keine Nekrose von lebendigen Stoffen, vernichtet also nicht, wie andere starke anti-septische Mittel die leukozytische Grenze (zerstört die Leukozyten nicht), die essentiell für das Abwehrsystem des Organismus ist. Urea-Behandlungen waren auch erfolgreich, wenn andere Behandlungen versagten, und zu guter Letzt haben wir keinerlei Kontra-Indikationen für den Gebrauch von Urea gefunden.«

Würmer

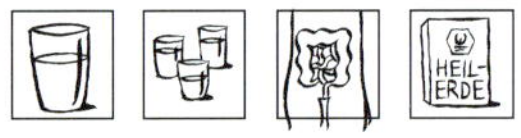

Anwendung

Trinken Sie einige Tage lang so viel Urin wie möglich und essen Sie in dieser Periode nichts oder nur sehr wenig. Trinken Sie anschließend jeden Tag vorbeugend ein Glas Urin. Mit Darmspülungen ergänzen Sie die Behandlung und erreichen den Verdauungstrakt von beiden Seiten. Sollte die Haut durch Würmer, zum Beispiel *Onchocerca* oder Nematoden-Larven, die nicht geschlechtsreif werden oder ihr Zielorgan verfehlt haben, befallen sein, können Sie Heilerde-Packungen mit Urin auf die betroffenen Stellen legen.

Tips

Eine Anti-Parasiten-Kur (siehe *Seite 20f.*) wirkt auch gegen Würmer ebenso wie Papaya oder Papaya-Präparate. Empfehlenswerte Kräutertees sind Sauerklee, Bärlauch und Ringelblume. Bei Bandwürmern hilft die Schale des Granatapfels.

Persönliche Erfahrung

»Seit ca. einem Jahr befasse ich mich mit der Urin-Therapie. Der allmorgendliche ›Drink‹ ist für mich zur Selbstverständlichkeit geworden. Seitdem fühle ich mich wie neugeboren. Viele Beschwerden haben sich im Laufe der Zeit von mir verabschiedet. Besonders schlimm litt ich seit meinem achten Lebensjahr unter Wurmbefall. Jährlich mußte ich vier- bis fünfmal eine Entwurmungskur machen. Aber die Würmer waren schon gegen fast alle Medikamente resistent. Seit ich vor einem Jahr mit der Urin-Therapie begonnen habe, sind die Tierchen verschwunden (ohne Chemie).«

Zahnfleisch, entzündetes

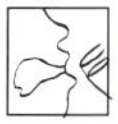

Anwendung

Nehmen Sie mehrmals täglich einen Schluck Urin in den Mund und spülen Sie den Mundraum damit für einige Minuten oder gurgeln Sie damit. Sie können auch die Zähne mit Urin putzen.

Persönliche Erfahrung

»Nach einer Zahnimplantation im Unterkiefer hatte ich immer eine Zahnfleischentzündung um die Zähne herum. Der Kieferchirurg verschrieb mir eine Kortisoncreme, die ich nur ungern nahm, da ich gegen diese Mittel bin. Weil ich außerdem nach Südamerika fahren wollte, konnte ich die Salbe nicht mitnehmen, da sie im Kühlschrank gelagert werden mußte. So fing ich an, mit Eigenurin zu spülen, d.h. ihn so lange wie möglich im Mund zu lassen. Der Urin schmeckte, nachdem ich ihn dann auch noch trank, ganz fein, so ähnlich wie das Wasser, in dem man Maiskolben kocht. Das lag sicherlich auch an der herrlichen Ernährung in diesem Land: vegetarisch, viel rohes Gemüse und Obst direkt vom Baum. Später flog ich nach Uruguay, wo ich nicht mehr so gesund leben konnte. Dort hatte mein Urin auch nicht mehr denselben angenehmen Geschmack. Die Zahnfleischentzündungen gingen nach der Urin-Therapie weg, aber nur, wenn ich sie immer praktizierte.«

Zahnprothese, Schmerzen und Druckstellen durch

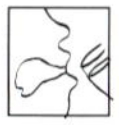

Anwendung

Spülen Sie den Mund mehrmals (mindestens zwei- bis dreimal) am Tag einige Minuten mit Urin, je nach Wunsch mit oder ohne Prothese im Mund. Das wirkt beruhigend auf schmerzende Stellen und unterstützt die Mundhygiene.

Tips

Spülungen mit Kamillentee wirken ebenfalls entzündungshemmend und beruhigend.

Gurgeln vgl. Seite 26

Persönliche Erfahrung

»Da ich Prothesenträgerin bin und mir ab und zu Druckstellen zu schaffen machten, spülte ich den Mund mit meinem Urin aus. Später gurgelte ich auch. Das Ergebnis war einfach toll. Ich muß schon sagen, es ist wunderbar, wie der Mensch geschaffen ist.«

Zahnschmerzen

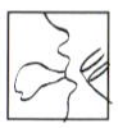 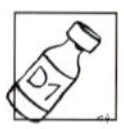 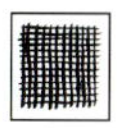

Anwendung

Nehmen Sie einen Schluck Urin in den Mund und spülen oder gurgeln Sie wenn möglich 10 bis 20 Minuten damit, vor allem im Zahnbereich. Anschließend spucken Sie den Urin aus. Mit einem kleinen Tampon oder Wattebausch können Sie eine Art Kompresse mit Urin für den schmerzenden Zahn anfertigen. Je nach Schmerzen mehrmals täglich anwenden. Auf diese Weise verschwindet der Schmerz oder wird weniger. Bei Wunden im Mund, zum Beispiel nachdem ein Zahn gezogen wurde, können Sie auch einfach mit Urin spülen. Er reduziert die Schmerzen und unterstützt den Heilungsprozeß. Auch homöopathische Potenzierungen können helfen, vor allem wenn Sie sie aus Urin und Speichel herstellen. Nehmen Sie dazu sieben Tropfen Urin und sieben Tropfen Speichel und verfahren Sie dann weiter wie bei der homöopathischen Potenzierung auf *Seite 28* beschrieben.

Homöopathische Potenzierung **vgl. Seite 28**

Tips

Spülungen mit Sonnenblumenöl (siehe *Seite 45*) ziehen Bakterien aus dem Mund und beschleunigen bei möglichen Wunden, zum Beispiel nachdem ein Zahn gezogen wurde, den Heilungsprozeß. Kauen Sie bei Zahnschmerzen mit dem entsprechendem Zahn auf einer Gewürznelke oder betupfen Sie den Zahn mit etwas Nelkenöl, das betäubt die Schmerzen. Gurgeln mit Kamillen- und Salbeitee kann Erleichterung bringen. Suchen Sie unter Umständen einen Zahnarzt auf.

Persönliche Erfahrung

»Bei aufkommenden Zahnschmerzen nahm ich etwas Watte, tauchte sie in frischen Urin und steckte sie in den Mund auf den schmerzenden Zahn. Die Zahnschmerzen verschwanden und kehrten auch nicht so schnell wieder zurück. Einige Wochen später habe ich den schlechten Zahn dann behandeln lassen. Außerdem haben sich noch viele andere positive Dinge getan, seit ich Urin trinke. Ich habe einen guten Schlaf, keine kalten Füße mehr, trage keine Stützstrümpfe gegen Krampfadern mehr und bei Atemproblemen ziehe ich Urin durch die Nase ein, und im Nu ist alles wieder bestens.«

■ *Zysten*

Siehe »Krebs« *Seite 85f.*

Literaturverzeichnis

Hier finden Sie nur die neuesten Bücher über die Urin-Therapie ab 1994. (Für eine vollständige Literaturliste bis 1994 siehe *Die goldene Fontäne*.)

»Ein ganz besonderer Saft – Urin«, Carmen Thomas, vgs verlagsgesellschaft, Köln 1994

»Miracle of Auto-Urine Therapy; The Fountain of Health and Beauty« (nur in japanischer Sprache), Prof. Dr. Ryoichi Nakao, Taiyo (publ.), Kyoto (Japan) 1994

»Texto de Orinoterapia« (nur in spanischer Sprache), Atom Inoue, Editorial Herbal S.A., Colonia Molino de Rosas (Mexiko) 1994

»Lebenssaft Urin; Die Heilende Kraft«, Hans Höting, Goldmann Verlag, München 1994

»Your Own Perfect Medicine; The Incredible Proven Natural Miracle Cure That Medical Science Has Never Revealed!« (nur in englischer Sprache), Martha M. Christy, Future Med. Inc., Scottsdale Arizona (USA) 1994

»Heilende Kräfte, Buch 3, Über Biorythmen und Urin Therapie« (nur in russischer Sprache), Dr. G. P. Malakhov, St. Petersburg (Rußland) 1994

»Die Eigenharnbehandlung; Erfahrungen und Beobachtungen«; 10., vollständig bearbeitete und erweiterte Auflage, Dr. med. Johann Abele, Karl F. Haug Verlag, Heidelberg 1995

»Gesund durch Eigenharn« (Band I), Dr. Eberhard Teske, Corona Verlag, Hamburg 1995

»Blick über den Zaun; Erfolge und Erfahrungen mit Urin«, Carmen Thomas, vgs verlagsgesellschaft, Köln 1995

»Urin – Heilquelle des Menschen«, Heidelore Kluge, Südwest Verlag, München 1995

»Urin heilt; das neue Therapie-Spektrum«, Dr. med. Rainer Holzhüter, Verlag Ullstein, Berlin 1995

»La Auto-Uroterapia« (nur in spanischer Sprache), Dr. George Borrell, Serpem (Mexiko) 1995

»Urin – Wasser des Lebens, Erfahrungen und Heilanwendungen mit der Urintherapie«, John W. Armstrong, AT Verlag 1995

»Erfahrungen mit Urin – Briefe zum besonderen Saft«, Carmen Thomas, vgs verlagsgesellschaft, Köln 1996

»Shivambu: Urin – das heilige Wasser«, Harald W. Tietze, mvg-verlag, Landsberg am Lech 1997

»Heilen mit Urin«, Ingeborg Allmann & Ulrike Kohrs-Gerlach, Sonntag Verlag 1997

»Heilkraft mit Urin«, Hans Höting, Goldmann Verlag, München 1997

Lesetips

Krankheit, Heilung und Gesundheit

»Heilung ist möglich«, Dr. Hulda Regehr Clark, Knaur Verlag (ISBN 3-426-76152-1).
Ein umfangreiches Buch über die Ursache von Krankheiten besonders im Hinblick auf Umwelt, toxische Substanzen, Parasiten etc. und entsprechende Heilungsmethoden.

»Gesundheit aus der Apotheke Gottes«, Maria Treben, Ennsthaler (ISBN 3-85068-090-8).
Ein Standardwerk über Kräuterheilkunde mit ausschließlich Kräutern aus unseren Breitengraden.

»Der kleine Doktor«, Alfred Vogel, Vogel Teufen (ISBN 3-909106-00-5).

Ein umfangreiches Buch mit vielen praktischen Tips aus der Volksheilkunde und Homöopathie.
»Kursbuch Alternative Therapien«, Ute York, vgs verlagsgesellschaft (ISBN 3-8025-1314-2).
Eine Übersicht über die verschiedenen alternativen Naturheilverfahren.
»Bach-Blütentherapie. Theorie und Praxis«, Mechtild Scheffer, Hugendubel Verlag (ISBN 3-88034-689-5).
Ein Einführungsbuch in die Bach-Blüten-Therapie, Blumen-Essenzen, die auf feinstofflicher Ebene besonders emotionell unterstützend wirken.
»Heilende Düfte, Aromatherapie«, Susanne Fischer-Rizzi, Hugendubel Verlag (ISBN 3-88034-415-9).
Ein reiches Buch über die alte Kenntnis der Duftstoffe der Blumen und Pflanzen und ihre Heilkraft.
»Neue Aromatherapie«, Kurt Schnaubelt, vgs verlagsgesellschaft (ISBN 3-8025-1288-X).

Ernährung, Kochen und Gesundheit

»Die Ayurweda-Küche«, Amadea Morningstar & Urmila Desai, Heyne Verlag (ISBN 3-453-05423-7).
Ein sehr empfehlenswertes Buch mit einer guten Einführung in die ayurvedische Ernährungsweise, Einstufung der Lebensmittel für die verschiedenen Konstitutionen und vielen herrlichen, einfachen (vor allem indischen) Rezepten.
»Gesund mit der Ayurweda-Heilküche«, Amadea Morningstar, Windpferd Verlag (ISBN 3-89385-150-X).
Vergleichbar mit dem Buch »Die Ayurweda-Küche«, aber mit überwiegend westlichen Rezepten.
»Ganzheitliche Ernährung. Und ihre spirituelle Dimension«, Dr. Gabriel Cousens, Edition Sternenprinz (ISBN 3-929345-04-8).
Ein revolutionäres Buch eines Arztes über Ernährung und Fasten, den neuesten wissenschaftlichen Erkenntnissen und spirituellen Aspekten.
»Durch Entsäuerung zu seelischer und körperlicher Gesundheit«, Siegfried Beck, Ingeborg Oetinger, Oetinger M (ISBN 3.9803308-4-2).
Ein aufklärendes Buch über die Wirkung des Säure-Basen-Haushaltes in unserem Körper und praktischen Ratschlägen für die Ernährung.

Körperübungen und Gesundheit

»Die fünf Tibeter«, Peter Kelder, Integral Verlag (ISBN 3-502-25004-9).
Die genaue Anwendung und Hintergründe dieser populären Körperübungen für jeden Tag.
»Sotai – Diagnostik und Therapie gestörter Bewegungsformen«, K. Hashimoto & Y. Kawakami, Haug Verlag (ISBN 3-7760-1226-9).
Ein sehr umfassendes und spezielles Buch dieser japanischen Heilgymnastik, vor allem für Therapeuten.
»Yoga und Ayurveda«, U. Brunner und R. Hanewald, Walter Verlag (ISBN 3-530-11701-3).
Ein Buch über den gesundheitlichen Aspekt der Yoga-Praxis mit Übungen aus der traditionellen indischen Medizin.

Spiritualität und Gesundheit

»Lebendig sein! – Das Körper-Bewußtsein-Übungsbuch«, Debbie Shapiro, Synthesis Verlag (ISBN 3-922026-78-8).
Ein Buch über die psychosomatischen Hintergründe von Krankheiten.
»Das Körper-Seele-Programm«, Louise Hay, Heyne Verlag (ISBN 3-453-04955-1).
Das bekannte Buch über Selbstliebe, Affirmationen und Gesundheit.
»Licht-Heilung«, Barbara Ann Brennan, Goldmann Verlag (ISBN 3-442-12222-8).
Ein sehr umfangreiches Buch über die energetischen Aspekte der Heilung und Gesundheit, mit

Erklärungen über Energiefelder, Energiezentren im Körper und einfachen Übungen dazu.

»Heilende Worte – Die Kraft der Gebete und die Macht der Medizin«, Dr. Larry Dossey, Verlag Bruno Martin (ISBN 3-921786-98-3).
Ein Arzt und Chirurg, der wissenschaftlich die positive Wirkung von Gebeten auf den Krankheitsverlauf und die Heilung begründet.

»Das Chakra-Handbuch«, Bodo Baginski & Shalila Sharamon, Windpferd Verlag (ISBN 3-89385-038-4).
Alles über die Energiezentren im Körper und deren Einfluß auf unsere Gesundheit.

Ayurveda und Gesundheit

»Das Auyurweda Heilbuch. Eine praktische Anleitung zur Selbst-Diagnose, Therapie und Heilung mit dem Ayurweda-System«, Dr. Vasant Lad, Windpferd Verlag (ISBN 3-89385-003-1).
Eine leicht verständliche Einführung in die Ayurveda für das tägliche Leben.

»Die Ayurveda Pflanzenheilkunde«, Dr. Vasant Lad & Dr. David Frawley, Edition Shangrila (ISBN 3-924624-46-1).
Ein gutes Buch über Pflanzen und Kräuter und deren Wirkung und Anwendung für verschiedene Krankheiten und Konstitutionen.

»Ayurweda – natürlich schön und gesund«, Melanie Sachs, Windpferd Verlag (ISBN 3-89385-139-9).
Ein praktischer Ratgeber über Schönheitspflege und Gesundheit.

Über Leben und Sterben

»Das tibetische Buch vom Leben und Sterben«, Sogyal Rinpoche, O.W. Barth Verlag (ISBN 3-502-62580-8).
Ein tiefgehendes Buch mit vielen hilfreichen Übungen zum Umgang mit dem Tod – und damit für das Leben, speziell für den Westen geschrieben.

»Facing Death and Finding Hope« (nur in englischer Sprache), Christine Longaker, Doubleday (ISBN 0-385-48331-7).
Ein praktisches Handbuch von einer erfahrenen Sterbebegleiterin.

»Berührungsängste – Vom Umgang mit der Leiche«, Carmen Thomas, vgs verlagsgesellschaft (ISBN 3-8025-1279-0).
Ein konfrontierendes Buch über das Thema Tod, Leiche und unseren Umgang damit.

Verschiedene Bücher von Elisabeth Kübler-Ross.
Allgemein empfehlenswert zum Thema Tod, Sterben, Krankheit und Gesundheit.

Adressen

Der Autor steht für Beratungen, Vorträge und Seminare über die Urin-Therapie, die »Angenehme Medizin« und über Ayurveda zur Verfügung.

Hier erhalten Sie die aktuellen Informationen und Adressen der Urin-Therapeuten, Selbsthilfegruppen und Konferenzen über die Urin-Therapie:

Deutsche Gesellschaft für Harntherapie
www.harntherapie.de

Ayurvedische Heilmittel, Hulda Clark Heilverfahren (Produkte für die Antiparasiten- und Gallen-Leber-Reinigungskur) sowie Nasenspülkannen können Sie bei folgender Adresse bestellen (auch für den deutschen Zahlungsverkehr geeignet):

Self Health Products BV
Postbus 228
NL-3840 AE Harderwijk
Tel.: 00 31-3 20-25 76 95
Fax: 00 31-3 20-25 58 05
Website: www.selfhealth.nl
E-Mail: info@selfhealth.nl

Register der Beschwerden und Krankheiten

Jean Pütz · Sabine Fricke · Ute Hänsler
Horst Minge · Dr. Stefanie Schmid-Altringer

hobbythek
Leben mit Allergien

Wege aus dem Irrgarten

96 Seiten
ISBN 3-8025-1545-5

Atmen Sie auf!

Allergie – die neue Volkskrankheit. Inzwischen leidet jeder vierte Mensch unter den Symptomen von Allergien, allein in Deutschland sind ca. 25-30 Millionen Bürger betroffen, darunter viele Kinder. Ob Asthma, Neurodermitis, Pollen-, Hausstaub- oder Nahrungsmittelallergie, das Immunsystem reagiert zunehmend gestresst auf Umwelteinflüsse, was zu Symptomen wie laufender Nase, geschwollenen Schleimhäuten und geröteten, tränenden Augen führt.

Die hobbythek zeigt nicht nur, wie Sie die Symptome bekämpfen können, sondern klärt auch über die Ursachen von Allergien auf. Wie entstehen sie im Körper und in welchem Zusammenhang stehen sie zu anderen Erkrankungen? Welche vorbeugenden Maßnahmen können wirksam vor dem Ausbruch einer Allergie schützen? Auf diese und weitere Fragen gibt die hobbythek Antwort. Der Leser erhält Anregungen zur Selbsttherapie und Alternativen zu den herkömmlichen Allergiepräparaten.

- So beseitigen Sie allergiefördernde Faktoren aus Ihrem Umfeld
- Warum besonders Kinder von Allergien betroffen sind, und wie Ihr Kind lernt, damit zu leben
- Tipps zur gesunden, immunsystemstärkenden Ernährung
- Rezepte zur Herstellung von chemiefreien, symptomunterdrückenden Mitteln